全国卫生职业院校实验实训教学规划教材

外科护理实训教程

主　编　黄加敏　陈远华
副主编　吴　丹　翁琛婷　赖　青　袁建华
编　者　(按姓氏笔画排序)
　　　　吴　丹　陈远华　邵婷婷　袁建华
　　　　徐杨超　翁琛婷　黄加敏　谢利军
　　　　赖　青

科学出版社
北　京

内 容 简 介

外科护理学是实用性和技能性很强的课程，实训在教学中占有重要的地位。本教材分为三大模块，分别为实训操作基础项目、见习结合实践操作项目、病案分析并讨论项目。内容包括37章，包括手术人员的无菌准备、病人手术区的无菌准备、外科打结法等。帮助学生得到本专业基本技能的培训，提高技术应用能力和专业素质，适应岗位工作需要。

图书在版编目（CIP）数据

外科护理实训教程/黄加敏，陈远华主编.—北京：科学出版社，2015.1
全国卫生职业院校实验实训教学规划教材
ISBN 978-7-03-042684-0

Ⅰ.外… Ⅱ.①黄…②陈… Ⅲ.外科学-护理学-高等职业教育-教材
Ⅳ.R473.6

中国版本图书馆CIP数据核字（2014）第284556号

责任编辑：许贵强 / 责任校对：胡小洁
责任印制：李 利 / 封面设计：范璧合

科学出版社 出版
北京东黄城根北街16号
邮政编码：100717
http://www.sciencep.com

新科印刷有限公司 印刷
科学出版社发行 各地新华书店经销
*

2015年1月第 一 版　开本：787×1092　1/16
2015年1月第一次印刷　印张：13 1/2
字数：194 000

定价：32.80元
（如有印装质量问题，我社负责调换）

前 言

在多年的外科护理学教学中，我们发现目前使用的教科书在外科护理学基本操作技能及操作步骤、方法、训练与考核等方面描述不足，给教与学都带来诸多困难，特别不利于学生进行课前预习和课后复习。不仅影响了老师对教学的把握，且最终影响了学生对基本技能的掌握和动手操作能力的锻炼。为补充现有教材的不足，本实训指导在内容编写中实行了大胆探索，将整个外科实训涉及内容按实训实施场所划分为三大模块：实训操作基础项目、临床见习实践操作项目及案例分析与讨论项目。每一模块各有特点和独立编写程序，要点明确，便于教与学。

尽管我们对本书要求精益求精，但因目前这方面的参考资料较少，实训内容变更、更新极快，加上我们本身水平也有限，时间也仓促，难免存在缺陷或不足，希望读者对本书提出宝贵意见。

编 者
2014 年 9 月

目　　录

第一篇　实训操作基础项目

第一章　手术人员的无菌准备 …………………………………………（1）
第二章　病人手术区的无菌准备 ………………………………………（6）
第三章　外科打结法 ……………………………………………………（12）
第四章　常用手术器械、物品的识别和使用 …………………………（17）
第五章　手术体位的安置 ………………………………………………（30）
第六章　器械台的管理和手术配合 ……………………………………（34）
第七章　换药 ……………………………………………………………（39）
第八章　绷带包扎 ………………………………………………………（44）
第九章　胸膜腔闭式引流术的护理 ……………………………………（49）
第十章　普外科各种引流管的护理 ……………………………………（54）
第十一章　动物手术实训（示教）………………………………………（67）

第二篇　见习结合实践操作项目

第十二章　手术前护理工作 ……………………………………………（72）
第十三章　手术室护理工作 ……………………………………………（75）
第十四章　手术后护理工作 ……………………………………………（83）
第十五章　外科感染病人的护理 ………………………………………（88）
第十六章　清创术的护理配合 …………………………………………（93）
第十七章　肿瘤病人的护理 ……………………………………………（98）
第十八章　基础代谢率的测定与评价 …………………………………（101）
第十九章　乳腺疾病病人的护理 ………………………………………（103）
第二十章　腹部外科疾病病人的护理 …………………………………（110）
　第一节　腹外疝病人的护理 …………………………………………（110）
　第二节　急性腹膜炎与腹部损伤病人的护理 ………………………（113）

第三节　胃十二指肠疾病病人的护理 …………………………………（118）
　　第四节　肠疾病病人的护理 ……………………………………………（122）
　　第五节　直肠肛管疾病病人的护理 ……………………………………（125）
　　第六节　肝胆疾病病人的护理 …………………………………………（130）
第二十一章　颅脑损伤病人的护理 …………………………………………（133）
第二十二章　胸部疾病病人的护理 …………………………………………（136）
第二十三章　泌尿外科常用护理技术 ………………………………………（141）
第二十四章　骨关节损伤病人的护理 ………………………………………（147）
　　第一节　小夹板固定术病人的护理 ……………………………………（147）
　　第二节　牵引术病人的护理 ……………………………………………（151）
　　第三节　石膏固定术病人的护理 ………………………………………（158）
第二十五章　常见皮肤疾病病人的护理 ……………………………………（163）
第二十六章　性传播疾病病人的护理 ………………………………………（170）

第三篇　病案分析并讨论项目

第二十七章　外科体液失衡病人的护理 ……………………………………（174）
第二十八章　休克病人的护理 ………………………………………………（177）
第二十九章　麻醉的观察与护理 ……………………………………………（180）
第三十章　外科感染病人的护理 ……………………………………………（183）
第三十一章　肿瘤病人的护理 ………………………………………………（186）
第三十二章　甲状腺功能亢进病人的护理 …………………………………（190）
第三十三章　腹外疝病人的护理 ……………………………………………（195）
第三十四章　急性阑尾炎病人的护理 ………………………………………（198）
第三十五章　外科急腹症病人的护理 ………………………………………（202）
第三十六章　周围血管疾病病人的护理 ……………………………………（205）
第三十七章　性传播疾病病人的护理 ………………………………………（208）

第一篇　实训操作基础项目

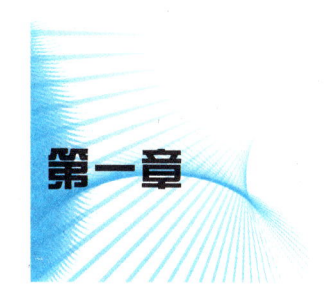

第一章　手术人员的无菌准备

【实训目标】

1. 说出外科洗手、穿无菌手术衣和戴无菌手套的目的。
2. 能正确进行外科洗手、穿无菌手术衣、戴无菌手套操作。

【实训用物】

操作用物：无菌刷子、无菌小毛巾、无菌皂液、无菌手术衣、无菌手套、无菌持物钳和无菌滑石粉包等。

【实训方法】

1. 集中讲解外科洗手、穿无菌手术衣和戴无菌手套的目的，示范外科洗手、戴无菌手套、穿无菌手术衣的方法。
2. 学生分组练习操作，教师巡视指导。
3. 学生演示，集中反馈、小结。

【操作流程】

传统肥皂水洗手法：

操作前准备 —— 换洗手衣裤、鞋，戴口罩、帽子，修剪指甲，打开洗手桶盖和小毛巾桶盖

↓

涂肥皂清洗，流动水冲洗双手、前臂至肘上10cm

↓

无菌刷子蘸取已灭菌肥皂液刷手，从指尖到肘上10cm，左右手交替刷手 —— 分三段，刷两遍，每遍3分钟：
第一段：指尖至腕部
第二段：腕关节至肘关节
第三段：肘关节及以上10cm

↓

一经刷手即要保持拱手姿势！
冲洗双手至肘上10cm，冲洗时手朝上，使水流向肘部

↓

无菌小方巾擦干双手至肘上10cm

↓

取蘸饱0.5%碘伏的纱布块按刷手方法擦手至肘上4~6cm两遍

↓

穿无菌手术衣(图1-1)法

↓

将腰系带递给巡回护士协助系带

↓

戴无菌手套(图1-2)

↓

无菌生理盐水冲洗手套，准备手术

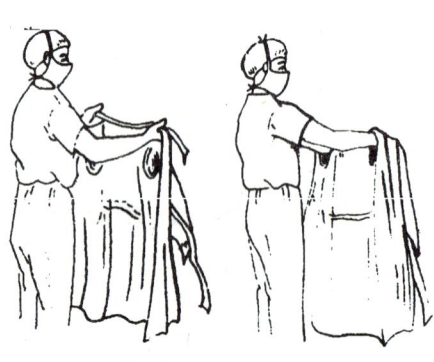

(1) 手提衣领两端抖开全衣　(2) 将两手伸入衣袖中　(3) 从背后协助穿衣　(4) 提起腰带由他人协助系带

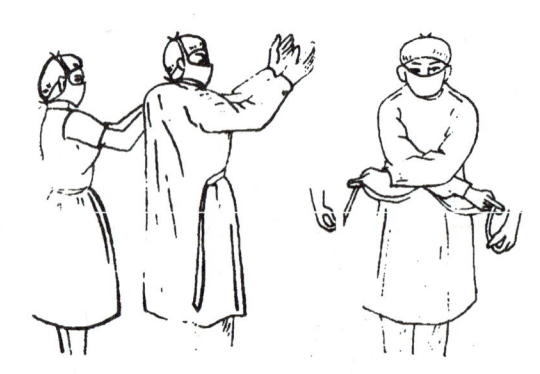

图1-1　穿手术衣法

于消毒包中取得了手术衣后，在手术室比较宽敞的地方，将手术衣打开提起衣领的硬角，勿将衣服外面对向自己，注意勿使衣服碰到自己与其他物件或触及地面，稍向上抛，迅速将两手插入衣袖内，巡回护士从身后协助提衣并系好衣带，然后双臂交叉提起腰带仍由巡回人员接过系好。

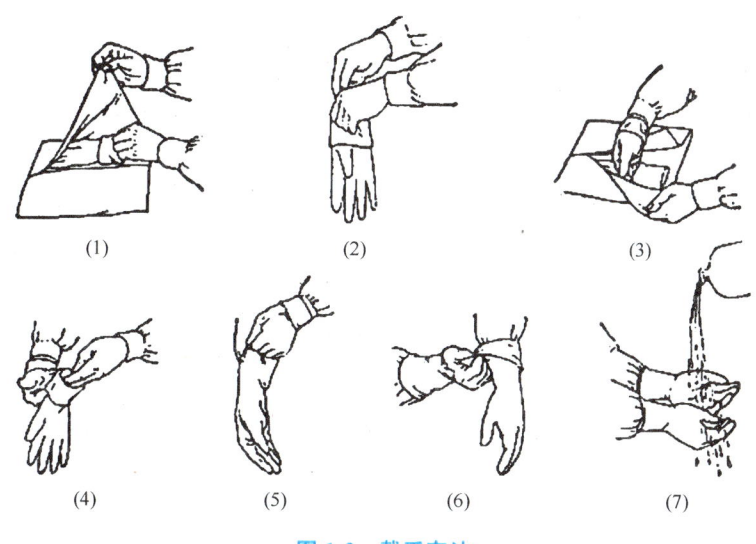

图1-2 戴手套法

取出手套夹内无菌滑石粉，轻轻地敷擦双手，使之干燥光滑，先右手从手套夹内取出一双手套，手执手套套口的翻折部，左手插入左手套内，再用已戴手套的左手插入右手手套的翻折部下面，提起戴于右手上，将手翻折部遮住手术衣袖口。

【注意事项】

1. 洗手后拿住衣领，轻轻抖开手术衣。
2. 穿衣时双手不能超过头顶平面。
3. 双手交叉将手术衣带递交给护士。
4. 未戴手套前双手不能碰手术衣除衣带外的其他部位。
5. 戴手套、穿衣顺序：用干手套时，先穿衣，后戴手套。
6. 未戴手套的手，只允许接触手套套口向外翻折部分，不可触及手套的外面，已戴手套的手则不可触及未戴手套的手，或另一手套的内面。
7. 更换手套时（如手套破损），应用手套完整的手脱去应换的手套，但勿触及该手的皮肤。

8. 用消毒盐水冲净手套外面的滑石粉，以免手术中刺激组织。

【实训作业】

完成一份实训报告。

【评分标准】（表 1-1）

表 1-1　手术人员的无菌准备（时间要求：10min 内完成）

项目	评分标准	分值	评分说明
洗手前准备（10 分）	换鞋	1	完成给分，未做全扣，未完成酌情扣分
	换穿洗手衣、裤，上衣下摆束入裤腰内，衣袖可靠地卷至肘上至少 15cm 处	4	
	戴口罩、帽子，头发、鼻子不可外露	4	
	修剪指甲，挫平甲缘	1	
洗手间准备（35 分）	检查用物并按无菌要求开启各将用到的物品盖	3	未做全扣 顺序错误扣 4 分，上界不够扣 3 分，刷洗不彻底扣 3 分，时间不够扣 2 分 少刷一遍扣 5 分，不符合要求按上述标准扣分 刷手后未保持拱手姿势或触碰衣物或水嘴等均按破坏无菌处理
	用肥皂、流动水作一般清洁洗手至肘上 10cm，时间 1min	3	
	用消毒毛刷蘸消毒软皂液从指尖开始，按手部、前臂、肘上 10cm 三部分，自远而近双手交替刷洗，指缝、甲沟、皮肤皱褶处重点刷洗，不留空白。一经刷手即要保持拱手姿势	8	
	流水冲洗手臂，保持手高肘低位，手不得接触水嘴等有菌物体	4	
	另换一只毛刷，重复一遍，共约 5min	2	
	取无菌小方巾，擦双手后折成三角形，平边向上置于腕部，捏住两角自远而近擦至肘上 10cm，不得倒擦；用毛巾的另一面，同法擦另一手臂	5	
	分 2 次取蘸饱碘伏纱布块按手部、前臂、肘上 4~6cm 三部分，自远而近双手交替涂擦 2 遍	10	

续表

项目	评分标准	分值	评分说明
进手术室门（5分）	双开弹簧门：选择其中一边门至门前80cm处转身背向门用脚跟扣开门至90°后保持拱手姿势通过门	5	顺利通过得5分，不顺利酌情扣分；触碰门按破坏无菌处理
	红外感应门：至感应区待门开启后保持拱手姿势通过门		
手术室内准备（35分）	穿手术衣（17分）拿起手术衣，后退两步，找一宽敞处抓着衣领，正面朝外左右上下轻轻抖开	6	抓错部位或正面朝内全扣操作不规范扣3分，衣服接触有菌区全扣
	穿手术衣（17分）向上轻抛手术衣，双手顺势插入袖内，两臂前伸，露出双手（背后另一人协助）	6	
	穿手术衣（17分）上身前倾，双手交叉提起腰带向左右两边送出，手勿触摸手术衣（背后另一人协助）	5	
	戴无菌干手套（18分）双手轻涂滑石粉，不可使其飞扬	2	未做或不合要求全扣
	戴无菌干手套（18分）捏起一双手套反折处，辨认左右，使手套拇指向前	2	不合要求全扣
	戴无菌干手套（18分）先戴一只，再以已戴手套手的2、3、4、5指插入另一手套反折部内戴另一只（未戴手套的手不可接触手套外面，已戴手套的手不可接触手套的内面）	7	不合要求全扣，操作不顺利扣3分
	戴无菌干手套（18分）将手套反折部翻盖于手术衣袖口之上	3	未做全扣
	戴无菌干手套（18分）无菌盐水冲手（上身微倾、双手不可过低）	2	未做全扣，不合要求扣1分
	戴无菌干手套（18分）双手拱手置于胸前或待手干后置手于护手内	2	不合要求全扣
全程质量（15分）	全程熟练、有序，操作时间符合要求	5	慌乱或操作不熟练扣3分，每超过30s扣1分
	体现出较强的无菌观念	10	未破坏无菌给10分，无菌破坏第1次扣10分，第2次扣20分，第3次40分，余类推。并累积计算。

第二章

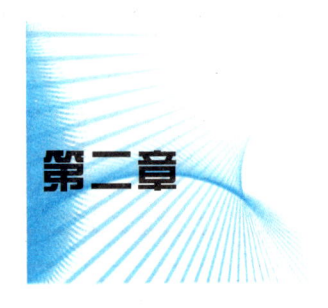

病人手术区的无菌准备

【实训目标】

1. 说出病人手术区无菌准备的目的。
2. 能正确进行病人手术区域的备皮、消毒、铺巾操作。

【实训用物】

1. 备皮用物　托盘、剃毛刀架、刀片、弯盘、治疗碗盛皂液棉球若干、卵圆钳、毛巾、棉签、乙醚、70%乙醇、手电筒、橡胶单、治疗巾、脸盆盛热水。

2. 消毒用物　卵圆钳、小药杯、弯盘、棉球若干、2.5%~3.0%碘酊、70%乙醇或、0.5%碘伏。

3. 铺巾用物　皮肤巾4块、铺巾钳4把、手术中单2块、手术洞单1块。

【实训方法】

1. 集中讲解手术区备皮、消毒、铺巾操作的目的，示范备皮、消毒、铺巾操作的方法。
2. 学生分组练习操作，教师巡视指导。
3. 学生演示，集中反馈、小结。

第二章 病人手术区的无菌准备

【操作流程】

1. 备皮操作流程：

操作前准备 ← 手术前一日协助病人沐浴、洗头、修剪指甲、更换清洁衣服

↓

做好解释工作，将病人接到治疗室 ← 拉下窗帘或屏风遮挡，注意保暖及照明

↓

铺橡胶单及治疗巾，暴露备皮部分

↓

用卵圆钳夹取皂液棉球涂擦备皮区域 ← 腹部手术者需用棉签蘸取乙醚清除脐部污垢和油脂。备皮范围要大于预定切口范围至少15~20cm，以后手术的备皮范围如图2-1

↓

一手绷紧皮肤，一手持剃毛刀，分区剃毛发

↓

剃毕用手电筒照射，仔细观察剃毛是否干净

↓

用毛巾浸热水洗去局部毛发和皂液

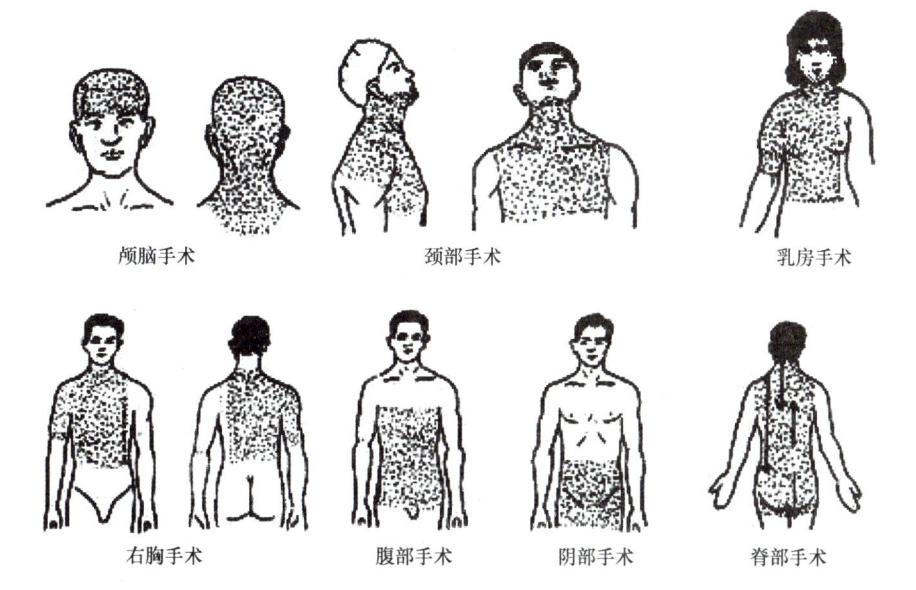

颅脑手术　　　　颈部手术　　　　乳房手术

右胸手术　　腹部手术　　阴部手术　　脊部手术

图2-1 常见手术皮肤消毒范围

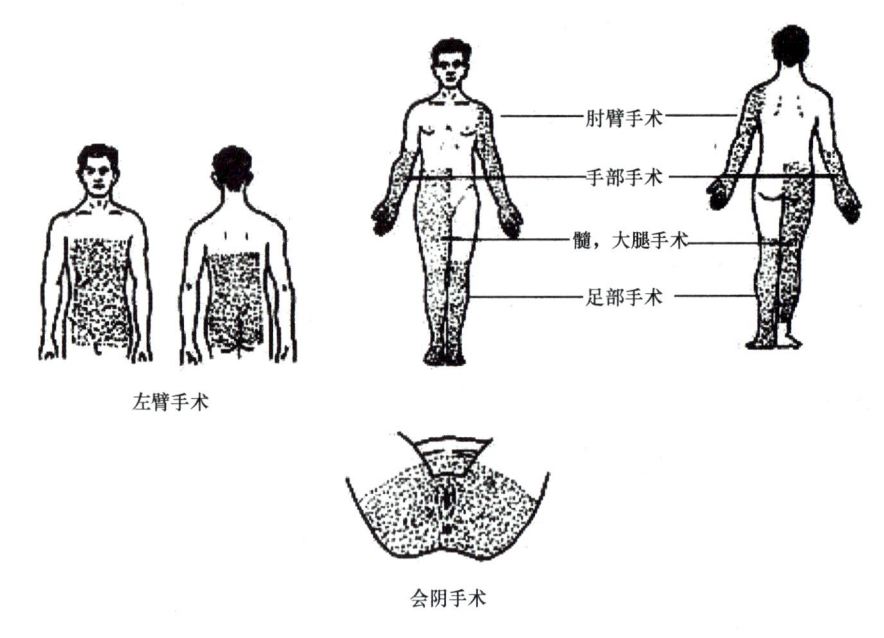

左臂手术 — 肘臂手术 — 手部手术 — 髋、大腿手术 — 足部手术

会阴手术

图 2-1（续）　常见手术皮肤消毒范围

2. 消毒、铺巾操作流程（图 2-2）：

操作前准备 —— 麻醉完成后，安置好体位，充分暴露消毒区域皮肤

↓

用卵圆钳夹取蘸有2.5%碘酊棉球涂擦皮肤一次 —— 由内向外涂擦，消毒范围与备皮范围一致。如果是感染手术或会阴部手术则应自外向内涂擦

↓

碘酊干燥后，再用卵圆钳夹取蘸有70%乙醇脱碘2次（碘酊消毒与酒精脱碘2个步骤目前临床已经被0.5%碘伏消毒2遍替代）

↓

铺4块皮肤巾，用4把铺巾钳固定 —— 铺巾顺序：下方（脚端）、上方（头端）、对侧，最后铺自己一侧。如果医生已经穿好的无菌衣则为近侧、下方、上方，最后铺对侧，见图2-2(1)(2)

↓

铺2块手术中单，见图2-2(3)

↓

铺手术洞巾 —— 先铺上方，再铺下方，见图2-2(4)

笔记栏

(1)　　　　　　　(2)　　　　　　　(3)　　　　　　　(4)

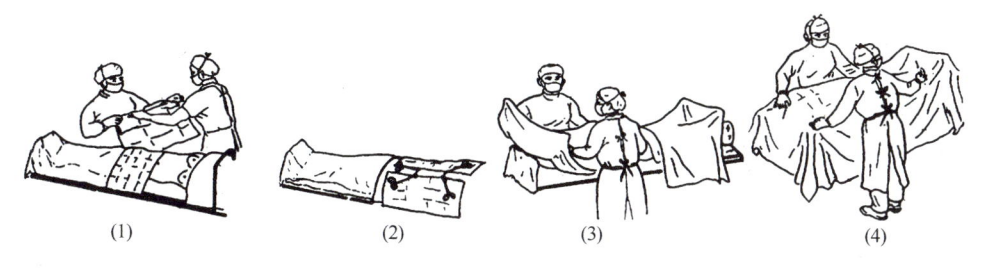

图 2-2　无菌巾铺盖法

【注意事项】

1. 备皮注意事项

（1）剃毛刀应锐利。

（2）剃毛前将皂液棉球醮取少量热水后再擦拭病人皮肤。

（3）剃毛时，应绷紧皮肤，不能逆行剃毛发，以免损伤毛囊。

（4）剃毛后须检查皮肤有无割痕或裂缝及发红等异常状况。

（5）操作要轻柔、熟练，注意保暖。

（6）备皮中最重要的是切忌剃破皮肤。

（7）备皮时间应越接近手术时间越好，不能超过 24 小时。

2. 消毒、铺巾注意事项

（1）原则是铺巾至少有 4~6 层，尽量减少手术中的污染。

（2）术中如果手术单湿透，应在上面覆盖无菌手术单。

（3）铺巾时避免自己的手或手指触及未消毒的物品。

（4）铺手术洞巾展开时，要将手卷在手术洞巾里面，以免污染。

（5）现在临床多用无菌塑料薄膜代替皮肤巾粘贴，皮肤切开后薄膜仍附在伤口边缘。

【实训作业】

完成备皮、消毒与铺巾各一份实训报告。

【评分标准】

病人手术区的备皮（表 2-1）和病人手术区无菌准备（表 2-2）评分标准。

表 2-1　病人手术区的备皮（时间要求：备皮 5min 内完成）

项目	评分标准	分值	评分说明
备皮前准备（10分）	说出手术前一日协助病人沐浴、洗头、修剪指甲、更换清洁衣服	6	陈述给分，未陈述全扣，每少说一项扣1分
	做好解释工作	4	做了解释工作给分，未解释好酌情扣分
环境准备（15分）	将病人接到治疗室	5	做了给分，未做全扣
	拉下窗帘或屏风遮挡	5	
	注意保暖及照明	5	
备皮（60分）	铺橡胶单及治疗巾	6	完成给分，少铺一样扣3分
	暴露备皮	4	暴露备皮部分正确给4分，不完全正确酌情给分
	用卵圆钳夹取皂液棉球涂擦备皮区域	20	持卵圆钳手法正确给4分，清除脐部污垢给4分，备皮范围正确给12分，不完全正确酌情给分
	分区剃毛发	15	手法正确给15分；未绷紧皮肤扣7分；逆行剃毛发扣8分
	剃毕用手电筒照射，仔细观察	8	仔细观察给8分，未做扣8分
	毛巾浸热水清洗局部	7	清洗给7分，未做扣7分
全程质量（15分）	全程熟练、有序、操作时间符合要求	5	慌乱或操作不熟练扣3分，每超过30s扣1分
	备皮结束后皮肤清洁，毛发剃除干净，无剃破皮肤现象	10	备皮结束后皮肤清洁（腹部特别注意脐部）给3分，毛发剃除干净给3分，无剃破皮肤现象给4分；均酌情扣分

表 2-2　病人手术区无菌准备评分标准（时间要求：消毒与铺巾 8min 内完成）

项目	评分标准	分值	评分说明
消毒与铺巾操作前的准备（10分）	说出麻醉完成后消毒	5	陈述给5分，未说出扣5分
	安置手术体位	5	按要求安置体位给5分，未按要求安置体位酌情扣分
消毒与铺巾（75分）	充分暴露消毒区域皮肤	10	暴露消毒区域皮肤正确给10分，不完全正确酌情扣分
	用卵圆钳夹取蘸有2.5%碘酊棉球涂擦皮肤一次	16	持卵圆钳正确给4分，不正确扣4分，涂擦顺序正确给6分，不完全正确酌情扣分，涂擦范围正确给6分，酌情扣分

续表

项目	评分标准	分值	评分说明
消毒与铺巾（75分）	70%乙醇脱碘（以上2、3步骤也可用0.5%碘伏消毒2遍替代）	12	碘酊干燥后脱碘给4分，未干扣4分，顺序正确给4分，不完全正确酌情扣分，少脱碘一次扣2分
	铺皮肤巾	12	顺序正确给5分，折面未接错给5分，顺序错一次扣2分，折面接错一次扣2分，皮肤巾向内移动扣2分
	铺手术中单	9	正确给9分，未对齐皮肤巾扣4分。不正确不给分
	铺手术洞单	16	正确给16分，未对齐切口扣4分，手术洞单倒放扣4分，未将手卷在手术洞单里扣4分，手污染扣4分
全程质量（15分）	全程熟练、有序、操作时间符合要求	5	慌乱或操作不熟练扣3分，每超过30s扣1分
	体现出较强的无菌观念	10	未破坏无菌给10分，无菌破坏第1次扣10分，第2次扣20分，第3次40分，余类推。并累积计算

第三章

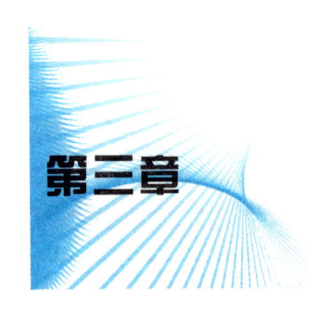

外科打结法

【实训目标】

1. 掌握外科打结法。
2. 掌握徒手打结、器械打结的技巧。
3. 了解打结时的注意事项。

【实训用物】

示教细绳（长约50cm，预先染成两种颜色，各占一半长，便于在打结时观察线头的穿行方向和打结后检查结扣是否正确）、持针钳。

【实训方法】

1. 集中讲解外科打结的目的，注意事项，示范外科手术中打结法。
2. 学生分组练习操作，教师巡视指导。
3. 学生演示，集中反馈、小结。

【操作流程】

1. 打结递线（图3-1） 术中打结递线一般有两种方法即手递线法和器械递线法。手递线法适用于表浅部位的组织结扎，是指打结者一只手握持线卷，将结扎线头绕钳夹组织的血管钳递给另一只手；也有人将线卷绕钳夹组织的血管钳递给另一只手。一般来说，右利手者以左手握持线卷；左利手以右手握持线卷。器械递线法则适用于深部组织的结扎，是指在打结前用一把血管钳夹住丝线的一端，将该钳夹线头绕钳夹组织的血管钳递给另一只手从而打结的方法；也可将带线的血管钳绕钳夹组织的血管钳递给另一只手，从而使双手握住线的两端打结。递线后又根据结扎线的两端是否相交而分为交叉递线和非交叉递线，对于交叉递线来说，第一个单结为右手示指结，作结后双手可直接拉紧结扎线，无需再作交叉；如果是非交叉递线，第一个单结为右手中指结，作结后双手需交叉以后才能拉紧结扎线。

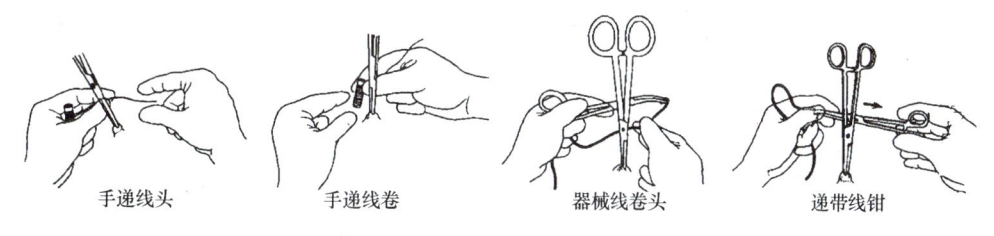

手递线头　　　　手递线卷　　　　器械线卷头　　　　递带线钳

图 3-1　打结递线

2. 结扣的分类　　临床上一般根据结的形态将结分为以下几类（图 3-2）。

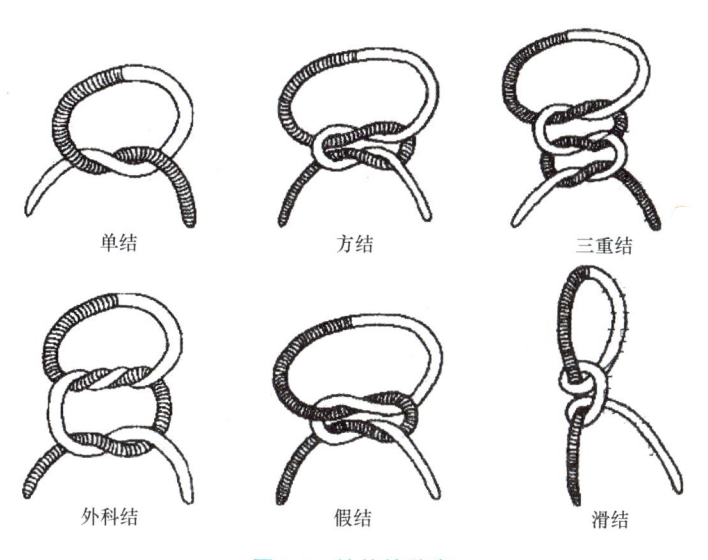

单结　　　　方结　　　　三重结

外科结　　　　假结　　　　滑结

图 3-2　结扎的种类

（1）单结（half hitch）：是外科结扣的基本组成部分，不能单独使用。

（2）方结（square knot）：因其结扎后较为牢固而成为外科手术中最常使用的结扣。它由两个相反方向的单结扣重叠而成，适用于较少的组织或较小的血管以及各种缝合的结扎。

（3）三重结或多重结（extra half hitch on reef knot）：在完成方结之后再

重复一个或多个单结，使结扣更加牢固。适用于直径较重要的血管、张力较大的组织间缝合后的结扎。使用肠线或化学合成线等易于松脱的线打结时，通常需要作多重结。

（4）外科结（surgeon knot）：在作第一个结时结扎线穿绕两次以增加线间的接触面积与摩擦力，再作第二结时不易松动或滑脱，因打此种结扣比较费时而仅适用于结扎大血管。

（5）假结（false knot）：是错误结。结扎后易于滑脱而不应采用。由同一方向的两个单结组成。

（6）滑结（slip knot）：是错误结。其结扣的方法类似于方结，但是，由于操作者在打结操作时双手用力不均，或方向不正确、不对称等均易形成，是极易松脱的结扣，术中必须要避免。

3. 打结方法　术中打结可用徒手或借助器械两种方式来完成。徒手打结在术中较为常用，可分为双手打结法和单手打结法，根据操作者的习惯不同又将单手打结分为左手打结法和右手打结法。器械打结是借助于持针钳打结，又称为持钳打结法。

（1）单手打结法：简便迅速的打结方法，易学易懂，术中应用最广泛，应重点掌握和练习。习惯右利者（占绝大多数）多用右手单手打结法（图3-3）和习惯左利者用多左手单手打结法。

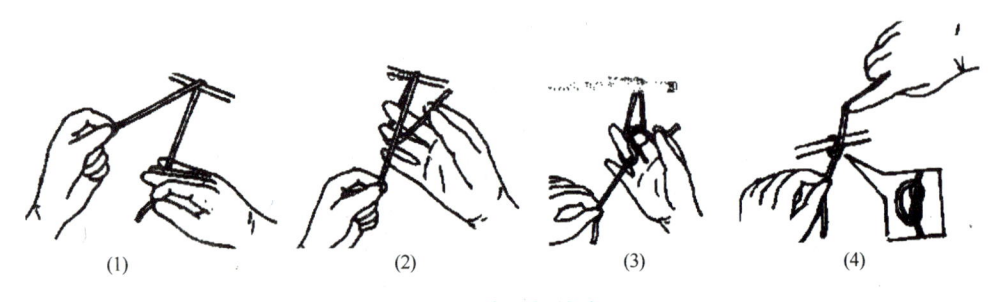

(1)　　　　(2)　　　　(3)　　　　(4)

图3-3　右手打结法

（2）双手打结法：作结方便，牢固可靠，除用于一般结扎外，还用于深部或组织张力较大的缝合结扎。

（3）持钳打结法：使用血管钳或持针钳绕长线、夹短线进行打结，即所谓持钳打结法（图3-4）。可用于浅、深部结扎。血管钳或持针钳既是线的延长，也是操作者手的延伸。此法适用于线头太短，徒手打结有困难时或打结空间狭小时的结扎；有时也是为了节省缝线和穿线时间。

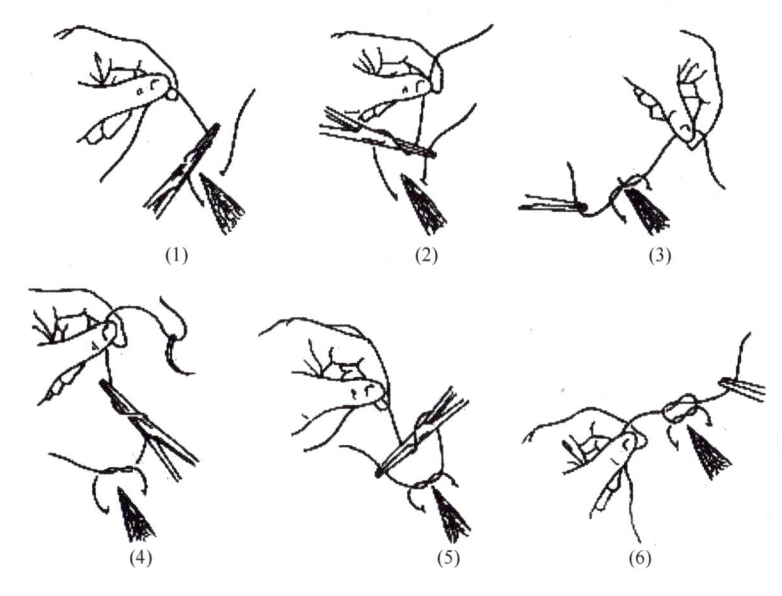

图 3-4　持钳打结法

【注意事项】

1. 无论用何种方法打结，相邻两个单结的方向必须相反，否则易打成假结而松动。

2. 打结时，两手用力点和结扎点三点应在一条直线上，如果三点连线成一定的夹角，在用力拉紧时易使结扎线脱落。在收紧线结时，两手用力要均匀，如果一手紧一手松，则易打成滑结。

3. 根据打结处的深度和结扎对象选择一段适当长短和粗细的结扎线，打结前用盐水浸湿可增加线的韧性及摩擦力，既易拉紧又不易折断。打结时，必须顺着线的穿行方向用力拉紧，否则极易折断结扎线。

4. 深部打结时，因空间狭小而使两手难以同时靠近结扎处，此时可以在打结后以一手拉住线的一端，另一线端可用另外一只手的示指在近结扣处反向推移，均匀用力收紧结扣。遇张力较大的组织结扎时，往往在打第二结时第一结扣已松开，此时可在收紧第一结扣以后，助手用一把无齿镊夹住结扣，待收紧第二结扣时再移除镊子。

5. 结扎的目的是封闭管腔或异常开口，阻止其内容物的继续移动。

【实训作业】

完成一份实训报告。

【评分标准】（表3-1）

表3-1 外科打结法的评分标准（时间要求：2min 内完成）

项目	评分标准	分值	评分说明
打结姿势正确（40分）	方结，三重结，外科结各一次的正确操作	30	完成给分，未做全扣，未完成酌情扣分假结，滑结全扣分
	双手用力均匀，双手压线点与打结点三点一线	10	
双手或者线交叉（10分）	双手或者线要交叉	10	操作正确得5分，否则全扣分
方结紧凑（25分）	打第二个结时第一个结不能松开，结扎牢靠	25	酌情扣分
每分钟打足25个结（25分）	打结熟练	25	酌情扣分

第四章

常用手术器械、物品的识别和使用

【实训目标】

1. 熟悉外科常用手术器械的名称。
2. 掌握外科常用手术器械的结构特点、基本功能。
3. 掌握外科常用手术器械的正确使用方法。
4. 了解外科常用手术器械使用的注意事项。

【实训用物】

不同规格的血管钳、持针钳、肠钳、组织钳、巾钳、手术刀柄与手术刀片、手术剪、线剪、手术镊、拉钩、吸引器头、缝针和缝线等。

【实训方法】

1. 教师集中讲解每一件外科常用手术器械的名称、用法、用途和注意事项。
2. 学生分组练习,教师巡视指导。
3. 抽查学生,集中反馈、并进行小结。

【操作流程】

(一) 钳类

钳类是手术过程中使用最为频繁的手术器械之一,止血钳(又称血管钳)有各种不同的形状和长度,以完成不同部位和性质的手术。除常用的直、弯止血钳外，尚有组织钳、蚊式钳、柯克钳（图4-1）。

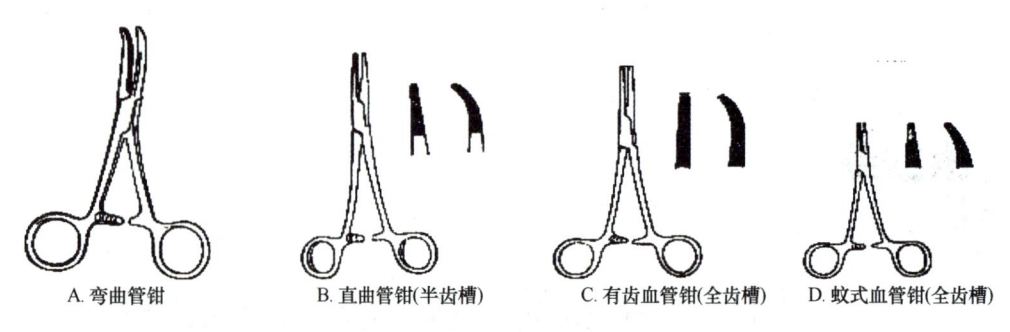

A. 弯曲管钳　　B. 直曲管钳(半齿槽)　　C. 有齿血管钳(全齿槽)　　D. 蚊式血管钳(全齿槽)

图4-1　血管钳

1. 弯血管钳　用于深部止血，夹持深部组织或内脏血管出血，并可进行钝性分离。

2. 直血管钳　用于浅部止血，夹持浅部组织出血，协助拔针等。

3. Kocher钳（有齿直钳）　用于夹持较厚组织及易滑脱组织内的血管出血，如肠系膜、大网膜等，前端可防止滑脱，但不能用于皮下止血。

4. 蚊式血管钳　是细小精巧的血管钳，有直、弯两种，用于内脏、面部及整形外科等手术的止血。

注意事项：血管钳不能夹持皮肤、肠管等，以免组织坏死。止血时只要扣上一、二齿即可，检查锁扣是否失灵，有时锁扣柄会自动松开，造成出血，要警惕。使用前要注意检查前端齿槽两页是否吻合，不吻合者不能使用，以防止血管钳夹持组织失灵或滑脱。

止血钳的传递（图4-2）：术者掌心向上，拇指外展，其余四指并拢伸直，传递者握血管钳前端，以柄环端轻敲术者手掌，传递至术者手中。

血管钳的使用（图4-3）：术者将拇指和无名指分别套入血管钳的环内，中指放在无名指的血管钳的柄上，示指压在轴节处起稳定和导向作用。初学者执血管钳的常见错误是将中指扣入柄环内。

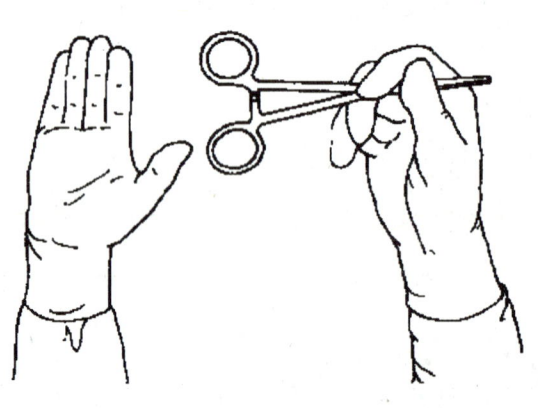

图4-2　血管钳的正确传递

第四章 常用手术器械、物品的识别和使用　19

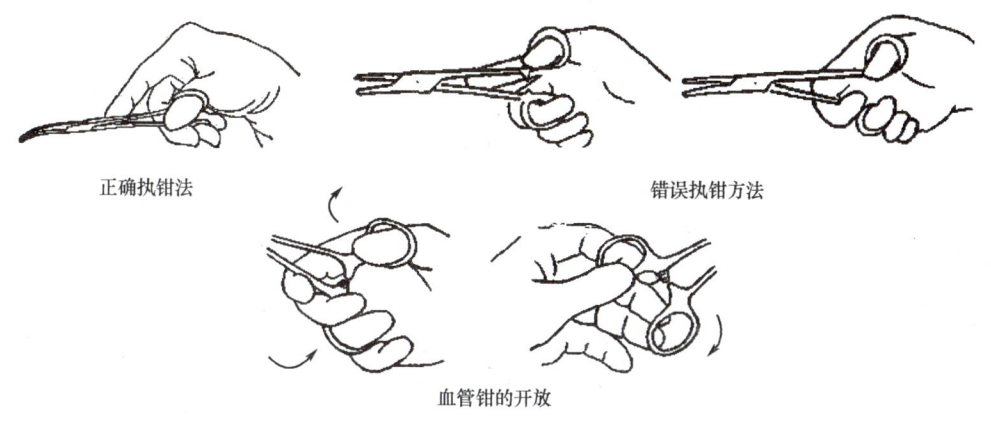

正确执钳法　　　　　　　　　错误执钳方法

血管钳的开放

图 4-3　血管钳的使用

术中止血时的操作：在手术操作过程中，对可能出血的部位或已见的出血点，首先进行钳夹。钳夹出血点时要求准确，最好一次操作成功，不要过多带入健康组织，结扎线的粗细要根据钳夹的组织多少以及血管粗细进行选择，血管粗时应单独游离结扎。结扎时上血管钳的钳尖一定要旋转提出，扎线要将所需结扎组织完全套住，在收紧第一结时将提的血管钳放下逐渐慢慢松开，第一结完全扎紧时再松钳移去。

5. 持针钳　也叫持针器，虽结构上与直血管钳相似，但是钳嘴粗短，呈"十字"纹齿状（图 4-4），主要用于夹持缝针，不宜用以钳夹组织，有时也用于器械打结。用持针钳的尖端夹住缝针的中、后 1/3 交界处，绝大多数情况下夹持的缝针针尖朝向左侧，特殊情况可朝向右侧，缝线应重叠 1/3，且将绕线重叠部分也放于针嘴内，以防缝线脱落。

持针钳用法：

（1）指套法（图 4-5）：是常用的执法，用拇指、无名指套入钳环内，用

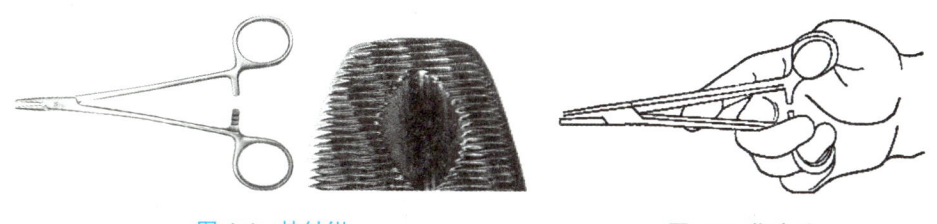

图 4-4　持针钳　　　　　　　　图 4-5　指套法

手指活动力量来掌控持针钳的开闭，并控制其张开与闭合的活动范围。缺点

笔记栏

是若用中指套入钳环内的执钳法,因距支点远而稳定性差。

(2) 掌指法(图4-6):拇指套入钳环内,食指压在钳的前半部做支撑引导,余三指压钳固定于掌中,拇指可以上下开闭活动,控制持针的张开与合拢。

(3) 掌握法(图4-7):用手掌握拿持针钳,操作方便、灵活。

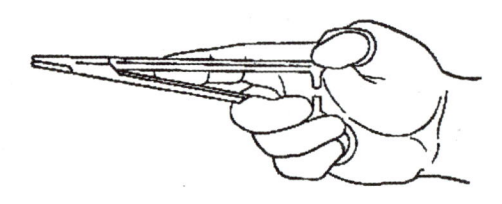

图4-6 掌指法

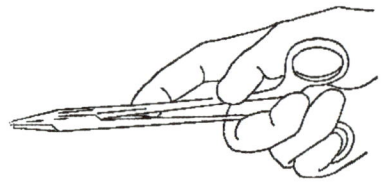

图4-7 掌握法

持针钳传递见图4-8。

6. 卵圆钳 又称环钳,或持物钳,前端各有一卵圆形环,其前端分直、弯两种(图4-9)。根据前端里面有、无横纹,分为:①无齿卵圆钳,里面光滑者,可用于夹持内脏;②有齿卵圆钳,又称海绵钳,里面有横纹者,可用于夹持纱布,或用于钳夹蘸有消毒液的纱布作皮肤消毒,或手术野深部伤口内蘸血或吸净积液等。

换药室及手术室通常将无菌卵圆钳置于消毒的大口量杯或大口瓶内,用其取物时需要注意:①专供夹取无菌物品,不能用于换药;②取出或放回时应将头端闭合,勿碰容器口,也不接触器械台;③卵圆钳的容器口应用塑料套遮盖。

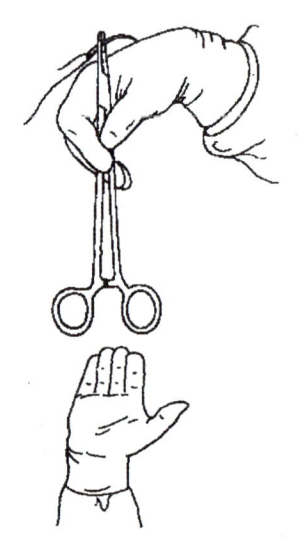

图4-8 持针钳的传递

7. 组织钳 称 Allis 钳,或艾里斯钳,又称鼠齿。一般用于夹持皮肤、筋膜、子宫切口的两边肌肉、腹膜或肿瘤的被膜,不易滑脱,以利于手术进行。牵拉皮肤时,要夹在紧贴皮肤的皮下组织上,避免引起皮肤损伤坏死。其对组织的钳夹力较血管钳轻,损伤要小。但不能用于夹持牵拉内脏或神经及血管等较脆弱的组织(图4-10)。

8. 巾钳　用于固定在手术切口周围的巾单，防止巾单滑动（图4-11）。

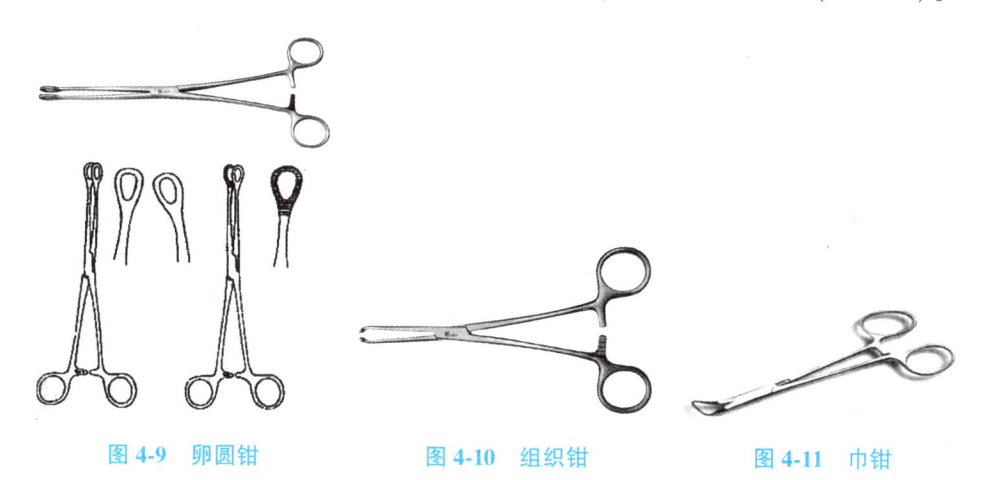

图 4-9　卵圆钳　　　　图 4-10　组织钳　　　　图 4-11　巾钳

9. 肠钳　又称肠吻合钳（图4-12），用于肠切除和肠吻合术，可钳闭肠管，防止肠内容物外溢污染手术区，肠钳两臂长、齿槽薄，富有弹性，对组织的损伤小。使用时可外套乳胶管，以进一步减少对肠管壁的损伤。

注意：用于吻合肠管时，只能上1~2齿，且不能钳夹肠系膜。

10. 阑尾钳　用于夹阑尾系膜，而不能夹阑尾（图4-13）。

11. 胃钳　用于钳夹胃，以利于胃肠吻合，轴为多关节器械，力量大，压榨力强，齿槽为直纹且较深，组织不易滑脱（图4-14）。

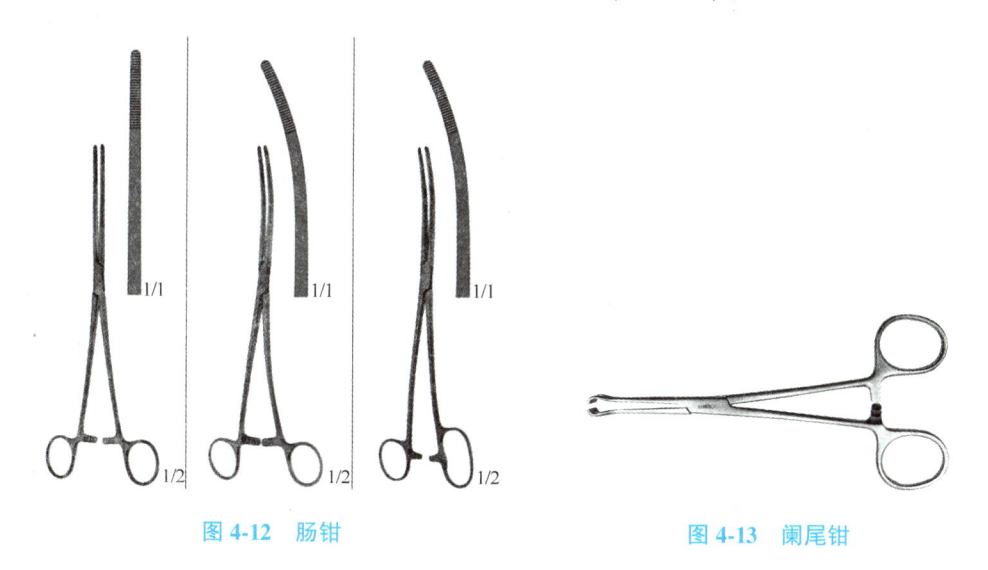

图 4-12　肠钳　　　　　　　　　　图 4-13　阑尾钳

（二）拉钩类（牵开器）

1. S形拉钩　是呈"S"形状的腹腔深部拉钩（图4-15）。在使用前，要用纱布垫保护好组织，然后上好拉钩，用拉力要均匀、持续用力。避免突然用力或用力过大，造成组织损伤。持拉钩的方法是掌心向上（图4-16）。

2. 甲状腺拉钩　平钩状，用于甲状腺手术切口的牵拉暴露，亦可用于腹部手术，腹壁切开时的皮肤、肌肉牵拉。

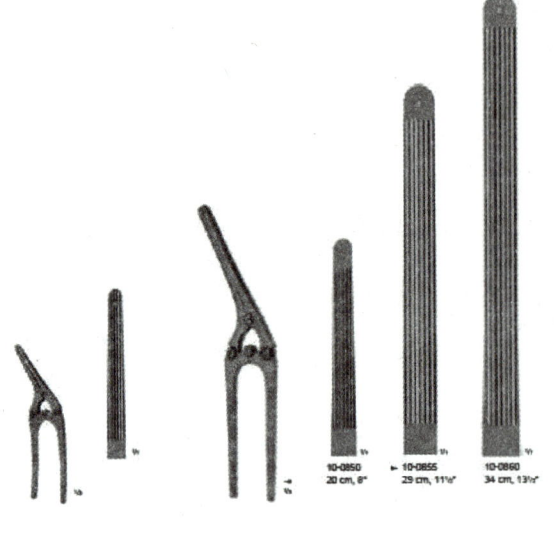

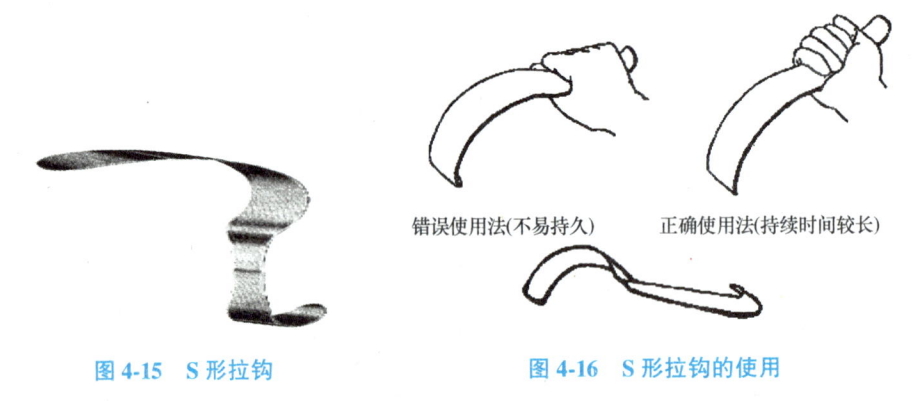

图4-14　胃钳

图4-15　S形拉钩

图4-16　S形拉钩的使用

3. 腹腔拉钩　是一种较宽大的平滑钩状，用于腹腔较大的手术。
4. 皮肤拉钩　为耙状牵开器，用于浅部手术的皮肤牵开。
5. 阑尾拉钩　钩状牵开器，用于阑尾炎、疝等手术，亦可用于腹壁牵拉。
6. 自动拉钩　是一种自行固定牵开器，可用于胸腔、腹腔、盆腔手术牵开，以充分暴露手术野（图4-17）。

（三）手术镊类

手术镊类用于夹持和提起组织，以利于解剖及缝合组织，也可夹持缝针及敷料等。有不同的长度，分有齿镊和无齿镊两种（图4-18）。

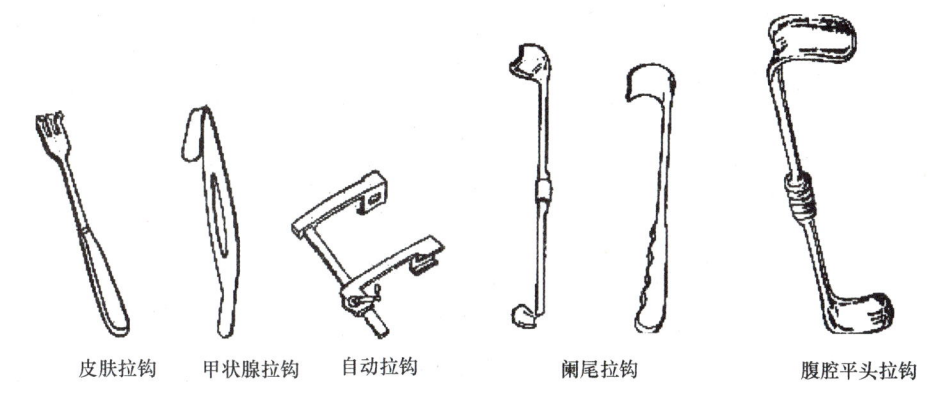

皮肤拉钩　　甲状腺拉钩　　自动拉钩　　阑尾拉钩　　腹腔平头拉钩

图 4-17　拉钩类

1. 有齿镊　又称组织镊，镊的尖端有齿（有粗齿和细齿），粗齿镊用于夹持较硬的组织，损伤较大，细齿用于精细手术操作，如整形外科手术、肌腱缝合等。因尖端有钩齿，夹持牢固，不易滑脱，要注意对组织有一定的损伤作用。

2. 无齿镊　又称敷料镊，尖端无钩齿，用于夹持脆弱的组织、内脏、敷料。浅部用短镊操作，深部操作用长镊，尖头平镊对组织损伤较轻，用于血管、神经手术操作。

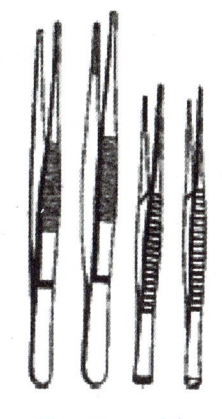

图 4-18　手术镊

正确的持镊法（图4-19），用拇指对食指与中指，执两镊脚中、上部，稳而适度地夹住组织。错误执镊方法（图4-20）不易控制夹持力度，且影响操作的灵活性。

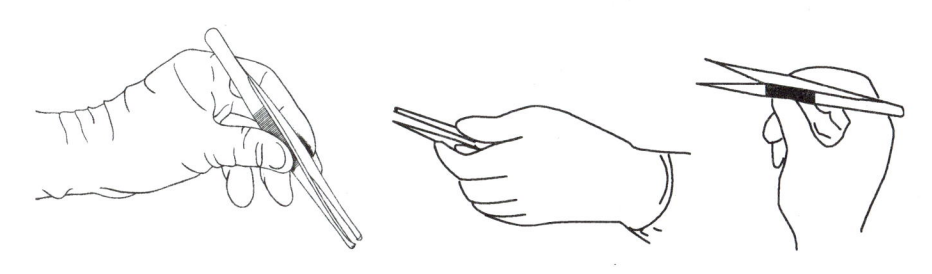

图 4-19　持镊方法　　　　图 4-20　错误持镊法

(四) 手术刀类

1. 手术刀　一般用于切开和剥离组织，分为可拆卸手术刀和固定手术刀两大类。可拆卸手术刀通常由刀柄和刀片两部分组织（图4-21），可拆卸手术刀柄常用的有3号、4号和7号三种型号。可拆卸刀片常用15号小圆刀片、10号中圆刀片、11号尖刀片、12号镰状刀片、20~23号大圆刀片等。用持针器正确装卸刀片（图4-22），避免用手装卸伤及手。

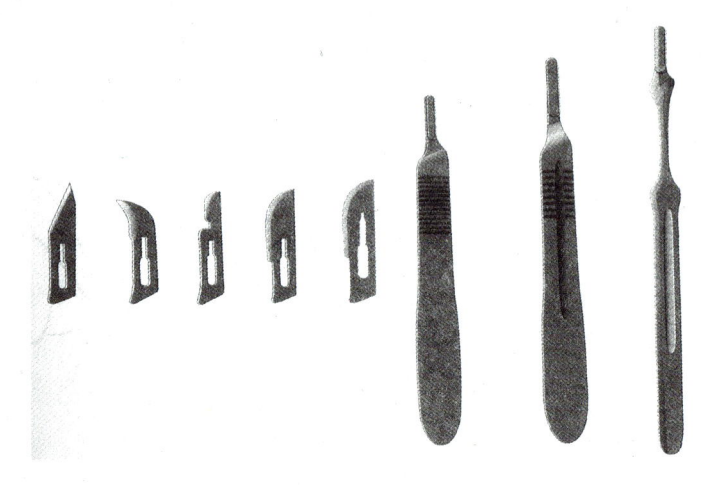

图4-21　刀柄和刀片

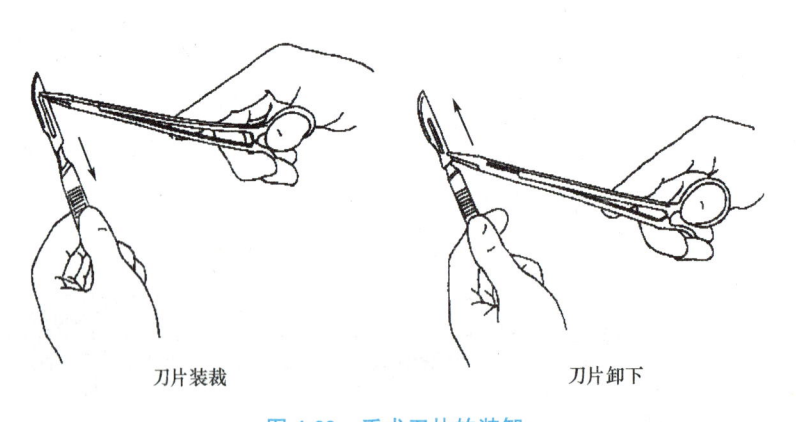

刀片装裁　　　　　　刀片卸下

图4-22　手术刀片的装卸

（1）执刀方式包括：执弓式（图4-23）、执笔式（图4-24）、握持式（图4-25）、反挑式（图4-26）。

第四章 常用手术器械、物品的识别和使用　25

图 4-23　执弓式

图 4-24　执笔式

图 4-25　握持式

图 4-26　反挑式

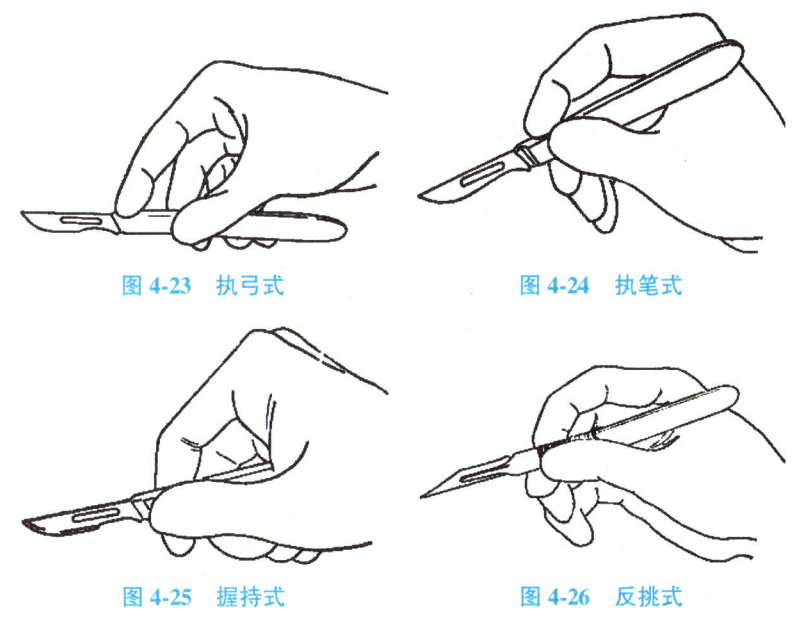

（2）手术刀的传递（图 4-27）：传递手术刀时，传递者应握住刀柄与刀片衔接处的背部，将刀柄尾端送至术者的手里，不可将刀刃指着术者传递以免造成损伤。

一般情况下，中圆和大圆刀片切开下肢、皮下、肌肉和骨膜等；小圆

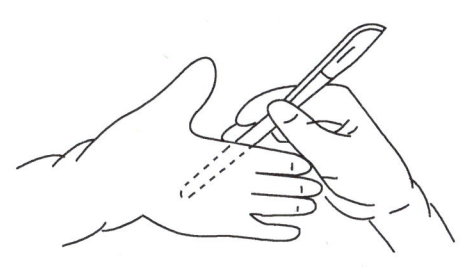

图 4-27　手术刀传递

刀片切割眼科、手外科、深部手术等精细部位；尖刀片切开胃肠道、血管和神经；镰状刀片切开腭咽部手术。

固定刀片目前较少使用，主要为骨科截肢刀。

2. 高频电刀　是利用高频交流电通过高阻抗生物组织时，产生的热效，具有切割和止血功能。使用前要正确连接电极及导线。

高频电刀的使用大大缩短了手术的时间，提高了手术效果，多用于乳癌根治手术。

3. 其他　如氩气刀、PK 刀和超声刀等，在临床上也广泛应用。

（五）手术剪类

根据结构特点不同，有尖、钝、直、弯、长、短各型；根据用途不同，

有组织剪（图4-28）、线剪（图4-29）和拆线剪（图4-30）等。组织剪多为弯剪，锐利，用来解剖、剪断和分离组织，进行锐性分离。线剪多为直剪，用来剪断缝线、敷料和引流物等。线剪与组织剪的区别在于组织剪的刃锐薄，线剪的刃较钝厚。使用时，两者不能替代，否则造成浪费。拆线剪是一页钝凹，一页尖的直剪，用于拆除缝线。

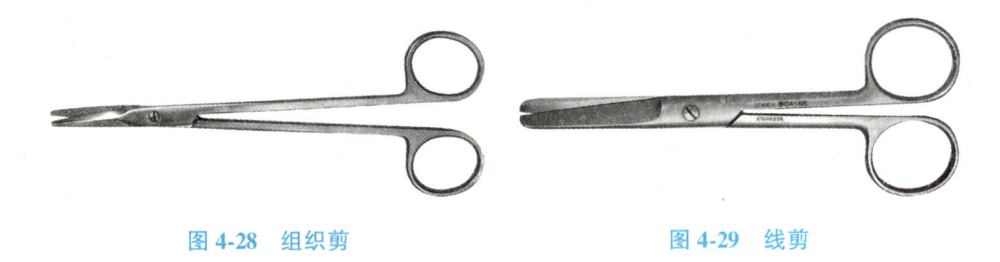

图4-28 组织剪　　　　图4-29 线剪

正确的执剪姿势为拇指和无名指分别扣入剪刀柄的两环，中指放在无名指的剪刀柄上，示指压在轴节处起稳定和导向作用（图4-31）。初学者执剪常犯错误是将中指扣入柄环内（图4-32）。

图4-30 拆线剪　　　　图4-31 执剪姿势

（六）缝合器材类

1. 缝针　是用于各种组织缝合的主要器械，它由针尖、针体和针孔三部分组成。针尖按形状不同，分为圆头、三角头两种。根据针尖和针眼两点间有无弧度，可分为直针和弯针，弯针有1/4、1/2、3/8弧度（图4-33），各种缝针的选用（表4-1）。

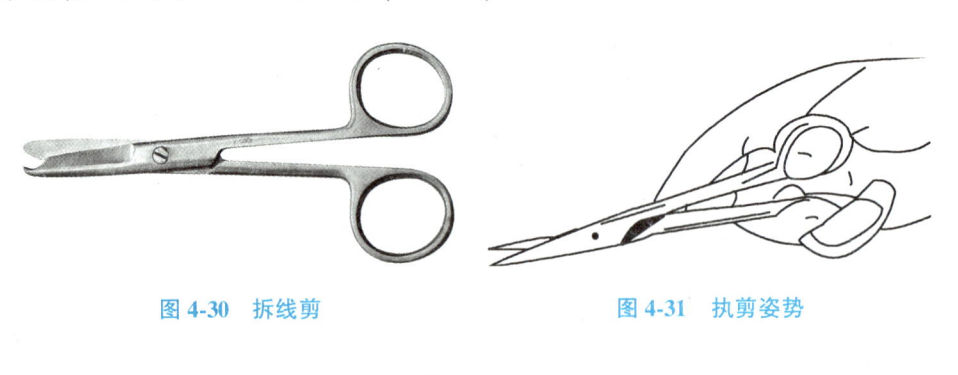

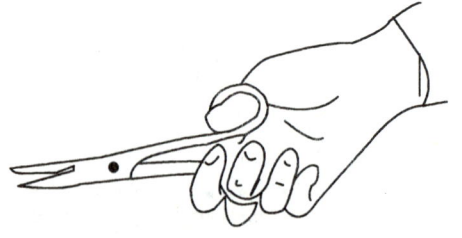

图4-32 错误的执剪姿势

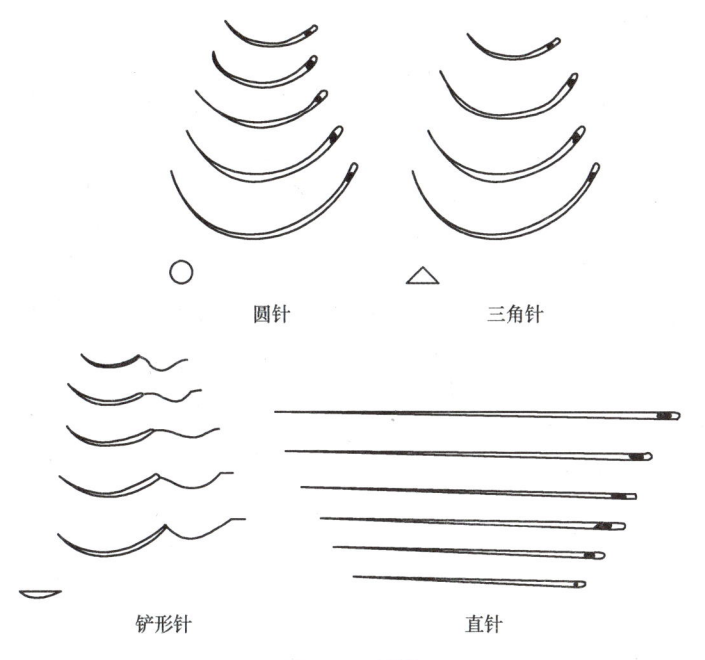

第四章 常用手术器械、物品的识别和使用   27

图 4-33 缝针

表 4-1 各种类型缝针的选用

类型		用途
针尖	圆针	适用于一般软组织（组织较脆）和内脏缝合
	三角针	适用于皮肤或其他坚韧组织缝合
针体	弯针	适用于大部分组织缝合
	直针	适用于皮肤或胃肠浆膜缝合
针孔	无槽针	缝线突出，损伤组织
	有槽针	缝线在槽内，组织损伤小
	按孔针	缝线穿过容易，但是容易腾出并被损伤易折断
	无损伤针	特制用于精细组织的缝合

2. 缝线 分为不可吸收线和可吸收线两大类。

（1）不可吸收线：有医用缝合丝线、尼龙线等。最常用的是丝线，具有柔韧性好、操作方便、对组织反应较小、能耐高温消毒的特点，来源广、较易获得、价格低。但缺点是丝线在组织内不被吸收而成为永久性异物，一旦感染易形成窦道，长时间后会有线头排出，导致切口延迟愈合。如用于泌尿道或胆道手术缝合时，容易形成结石。通常 0 号丝线用于肠道、血管及神经的缝合，1 号丝线用于皮肤、皮下组织的缝合和结扎血管等，4 号线用于缝合筋膜和结扎较大的血管，7 号丝线用来缝合腹膜、伤口张力较大组织的缝合。

(2) 可吸收线：羊肠线和合成纤维线。

1) 羊肠线：是羊的小肠黏膜下层制成，分普通和铬制二种。普通肠线吸收时间较短，约 4~5 天，多用于结扎、缝合皮肤。铬制肠线吸收时间较长，约 2~3 周，多用于深部组织缝合。肠线为异体蛋白质，局部组织反应较重，故使用过多、过粗的肠线缝合时，创口炎性反应明显。

2) 合成纤维线：如 Dexon（PGA，聚羟基乙酸）、Maxon（聚甘醇碳酸）、PDS（polydioxanone 聚二氧杂环己酮）等。具有组织反应较轻、有抗菌作用、吸收时间延长（60~90 天）的优点。3-0 线用于胃肠缝合，1 号线用于腹膜和腱鞘缝合。

（七）其他

1. 吸引器　用于吸除手术野内出血、脓液、渗出物及空腔脏器的内容物等，以保持手术野清晰，便于手术操作，减少手术污染机会。吸引器通常由吸引器头（图 4-34）、橡皮管、玻璃接头、吸引瓶及动力部分组成（图 4-35）。吸引器头外形多种多样，主要有单管和套管型，尾部用橡皮管接于吸引瓶上备用。单管吸引头用于吸除手术野的血液。套管吸引器头主要用于吸除腹腔内的液体，外套管上有多个侧孔及进气孔，以避免大网膜及肠壁堵塞吸引器头，而失去吸引作用。

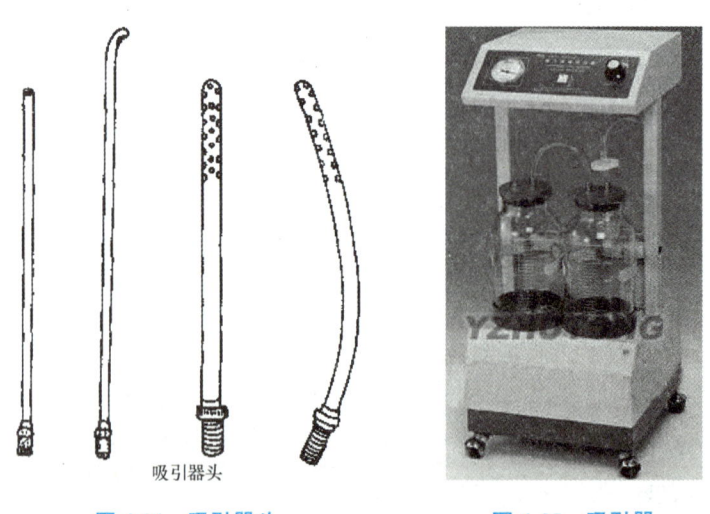

图 4-34　吸引器头　　　　图 4-35　吸引器

2. 探针　主要用于探查窦道和伤口深浅的手术器材（图 4-36），一般分为圆头、有槽及有孔三种类型，使用时要求动作要轻柔，顺着窦道或伤口的方向探入，不要使用暴力，以避免造成新的损伤。

3. 刮勺　主要用于清除窦道及瘘管内的坏死组织，要刮到有少量渗血为止（图 4-37）。

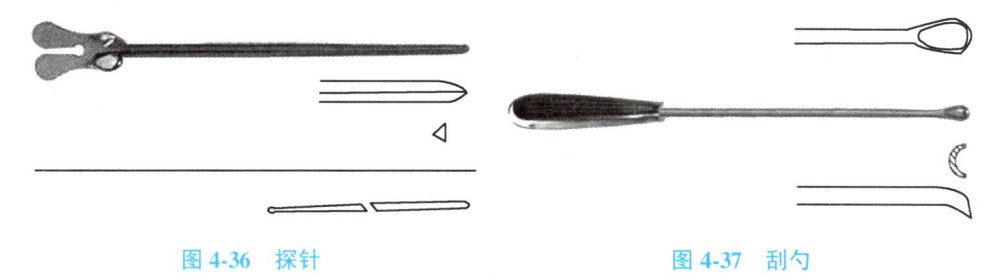

图 4-36　探针　　　　　　　　　图 4-37　刮勺

4. 敷料（dressing）　一般有纱布和布类制品。

（1）纱布块：用于消毒皮肤，擦拭术中渗血、脓液及分泌物，术后覆盖缝合切口，进入腹腔应用温湿纱布，以垂直角度在积液处轻压，蘸除积液，不可揩擦、横擦，否则易损伤组织。

（2）小纱布分离球：将纱布卷紧成直径 0.5~1cm 的圆球，用组织钳或长血管钳夹持作钝性分离组织用。

（3）大纱布垫：用于遮盖皮肤、腹膜，湿盐水纱布可作腹腔脏器的保护用，也可用来擦血，为防止遗留腹腔，常在一角附有带子，又称有尾巾。

【注意事项】

1. 手术刀的装卸不要伤及手。
2. 正确使用手术剪、血管钳、持针钳及其他常用钳类器械，按手术要求传递手术器械。
3. 合理选用各型缝针、缝线、牵开器等。

【实训作业】

完成一份实训报告。

【评分标准】

1. 随机抽出 10 件手术器械，说出手术器械的名称（每个 5 分，共 50 分钟）。
2. 说出上述器械的主要作用与注意事项（每个 2.5 分，共 25 分钟）。
3. 演示出上述器械的正确使用方法及传递方法（每个 2.5 分，共 25 分钟）。
全部正确者得 100 分。答错酌情扣分。

第五章

手术体位的安置

【实训目标】

1. 说出手术体位安置的目的、注意事项。
2. 能根据手术需要正确对患者进行手术体位的安置。

【实训用物】

操作用物：手术床。

【实训方法】

1. 集中讲解手术体位安置的目的，示范常用手术体位的安置的方法。
2. 学生分组练习操作，教师巡视指导。
3. 学生演示，集中反馈、小结。

【相关理论】

手术时患者需要采取一定的体位（图5-1），主要是为了有效地显露手术视野，利于手术操作。不同部位手术所取的体位不同，常用的有以下几种。

1. 仰卧位

（1）平（仰）卧位：为最常用的一种手术体位，凡从人体前面路径实施的手术，一般均采用水平仰卧位，见图5-1（1）。适用于胸壁、腹部、颌面部、骨盆及下肢等手术。

操作方法：手术床平置，患者仰卧在手术床上，胸腰部横放中单，左右各半，用中单固定两臂于身体两侧，掌面向下，若一侧手臂有静脉输液，则将该手臂固定于托臂板上。头部垫枕，腰曲、腘窝处放合适的软垫，足跟部视手术时间用软垫或气圈保护，膝关节处固定。肝、胆、脾、胰手术时，垫高腰背或提高手术的桥架，使肋部前凸，便于暴露手术野。

（2）颈仰卧位：适用于颈前部手术，如甲状腺手术、气管切开术等，见图 5-1（2）。

操作方法：患者仰卧，手术台上部抬高约 10°～20°，头板适当放下，肩部垫一软垫，使颈部过伸，颈部两侧用砂袋固定，颈前充分暴露，其余同仰卧位。

2. 侧卧位　注意避免臂丛、桡神经和腓总神经受压。

（1）胸部手术侧卧位：适用于胸腔手术，见图 5-1（3）。

操作方法：患者侧卧 90°，肋下垫大软枕，使手术野暴露明显，又可减轻臂部压迫，两上肢置于搁手架的上层和下层。上侧下肢屈曲，另一侧下肢自然伸直，两腿间放一软垫。臀部两侧垫小软枕，用约束带固定，上肢的前臂、膝部适当固定。

（2）肾手术侧卧位：适用于肾手术，见图 5-1（4）。

操作方法：基本同胸部手术侧卧位。其不同点是腰桥对准患者的肾区（第 11、12 肋平面）；手术床头、尾部适当摇低，使腰部抬高；胸部两侧用砂袋，臀部两侧用软枕垫并用搁架、约束带固定；靠近手术床的下肢屈曲，另一下肢伸直。

（3）半侧卧位：适用于胸腹联合切口手术，见图 5-1（5）。

操作方法：患者先平卧，然后在背部、腰、臀部各放一砂袋固定，使上半身体向非手术仰侧 30°～50°，手术侧在上，手臂屈曲固定在搁手架上，手术侧臀部与膝下垫软垫，约束带固定臀部和膝部。

3. 俯卧位　见图 5-1（6），适用于脊椎和背部手术，见图 5-1（7）、（8）。

操作方法：患者俯卧，头偏向一侧，两上肢屈曲放于头旁并固定，头部、胸上部、耻骨处、两小腿下放大小合适的软垫，注意胸部不受压，腘窝部用约束带固定。

4. 截石位　适用于会阴部、肛门等手术，见图 5-1（9）。

操作方法：患者仰卧位，臀部位于手术床座板下缘；患者换上袜套，两腿分放在两侧搁脚架上，两大腿外展 60°～90°，腘窝部垫软垫，外用扎脚带固定；手术台的腿板放下。

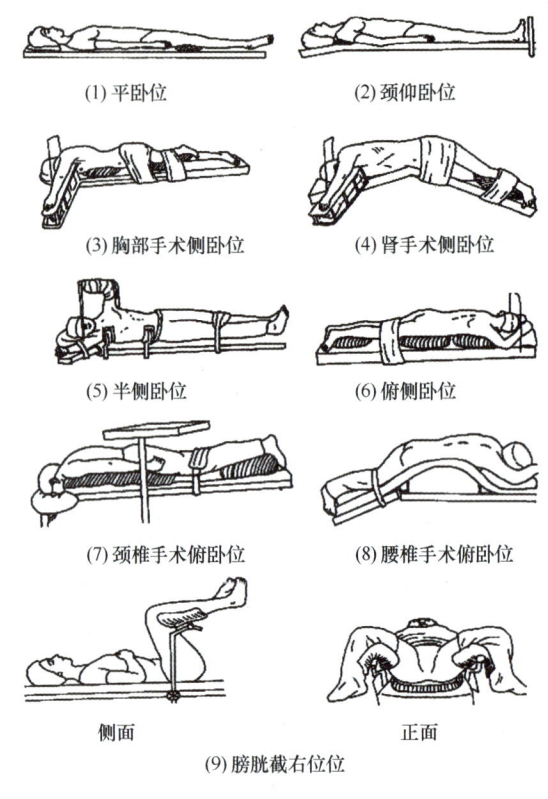

(1) 平卧位
(2) 颈仰卧位
(3) 胸部手术侧卧位
(4) 肾手术侧卧位
(5) 半侧卧位
(6) 俯侧卧位
(7) 颈椎手术俯卧位
(8) 腰椎手术俯卧位
侧面
正面
(9) 膀胱截石位位

图 5-1　常见手术体位

【注意事项】

1. 患者上手术台后，首先做好解释工作，说明手术体位的意义，取得患者合作，消除患者紧张情绪，保证患者的安全与舒适。

2. 能充分暴露手术部位，以利手术进行。

3. 能维持正常的呼吸功能，确保循环功能。

4. 保护神经肌肉不受损伤，避免压迫或过度牵拉，肢体不可悬空放置，应托垫稳妥。

5. 根据手术选择麻醉，体位便于麻醉观察及药物使用。

【评分标准】（表 5-1）

表 5-1　手术体位安置评分标准（时间要求：10min 内完成）

项目	评分标准	分值	得分	备注
素质要求（5分）	服装整洁，举止端庄	2		
	语言柔和，动作轻稳	3		
操作前准备（10分）	评估	2		
	按手术体位准备所需用物	8		
操作过程（50分）	核对病人床号、姓名、性别、年龄、住院号、手术名称、手术部位、术前用药、手术同意书和手术间	5		
	解释	5		
	根据手术部位安置适宜的手术体位	10		
	充分暴露手术区域，同时减少不必要的裸露	5		
	肢体及关节托垫稳妥，不悬空	10		
	呼吸和血液循环通畅，不影响麻醉医师的观察和监测	5		
	妥善固定，避免血管、神经受压、肌肉扭伤及压疮等并发症的发生	10		
操作后处理（10分）	清理用物，物归原处	10		
熟练程度（5分）	动作轻巧、稳当、准确	2		
	充分暴露手术野，肢体受到合理的约束，病人安全、舒适	3		
理论提问（20分）	常用手术体位的适用范围	10		
	安置手术体位的原则及注意事项	10		
总分		100		

第六章

器械台的管理和手术配合

【实训目标】

1. 熟悉无菌桌的准备过程及原则。
2. 掌握书中巡回护士与器械护士的职责。
3. 掌握常用手术器械的传递与管理。
4. 操作中表现出严格的无菌观念，严谨的工作态度。

【实训用物】

多功能手术床、实训模型人（或学生）、器械桌、剖腹手术包、敷料包等。

【实训方法】

集中讲解、演示器械台管理与手术配合的过程。学生回示，师生共同总结。

【操作流程】

无菌手术包和一次性无菌用品(图6-1、2)

　　　　　　↓

无菌桌的准备 ├─ 打开手术包（图6-3、4）
　　　　　　├─ 整理器械（图6-5~8）
　　　　　　├─ 清点器械、敷料、缝针
　　　　　　└─ 安装刀片、纫针

巡回护士用手打开外层包布，用无菌持物钳打开第二层包布，先对侧后近侧。器械护士自身无菌准备完成后，用手打开第三层包布。铺在台面上的无菌巾共6层，无菌单应下垂至少30cm

巡回护士按无菌原则添加电刀、吸引管道、手术刀片、缝针、缝线、手套等用物。并与器械护士共同清点器械

第六章 器械台的管理和手术配合　35

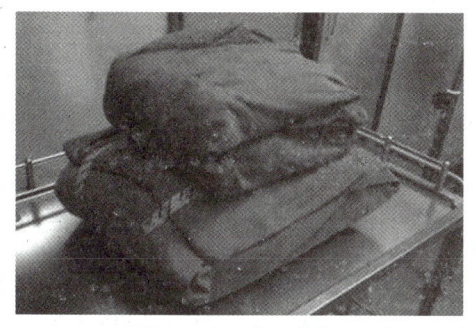

图6-1　无菌手术包

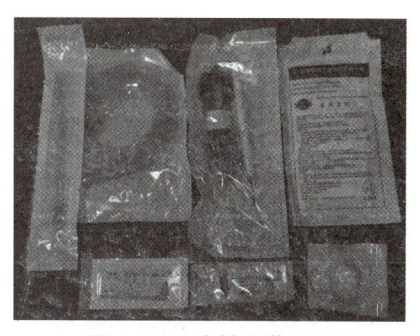

图6-2　一次性无菌用品

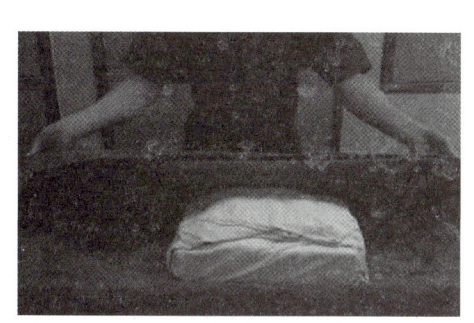

图6-3　巡回护士开外层包布

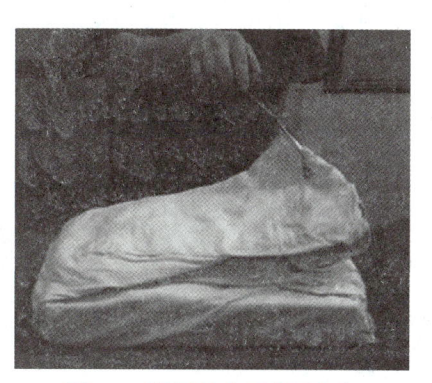

图6-4　巡回护士开内层包布

流程	说明
协助手术区皮肤消毒 — 传递打开消毒包及消毒纱块	消毒范围至少包括拟作的切口及其周围15~20cm。原则：自清洁处逐渐向污染处涂擦，已接触污染部位的药液纱球不可返擦清洁处
协助手术区铺单 — 传递4块手术巾、巾钳；协助铺手术中单、大单	除手术区外，手术区周围要求有4~6层无菌布覆盖，外周最少2层。已铺下的无菌单只能由手术区向外拉，不可向内移动，可用巾钳予以固定
器械台管理 — 传递手术器械	传递时均以器械柄端轻击手术者手掌。手术刀传递：将刀锋朝外，弯钳、弯剪传递：要把弯曲部朝上；缝针传递：右手持持针器中部，将线置于手掌中，针尖朝外，将持针器柄递于手术者
收回器械擦净血迹，器械台干燥整洁	器械护士要做到先递后收，快递快收，心中有数
再次清点器械	
操作后处理（2人第3次清点）	协助包扎伤口；处理手术器械。清点病房随身带来的物品，与麻醉者一起送病人回病房，并向病房护士详细交接；整理手术间，清洁消毒

笔记栏

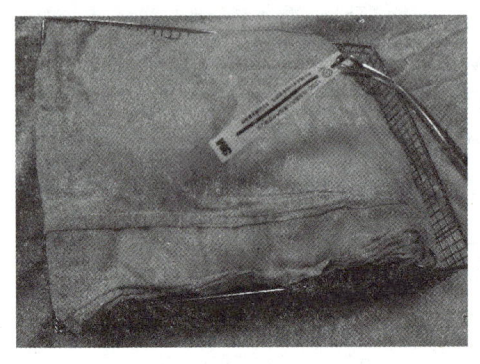

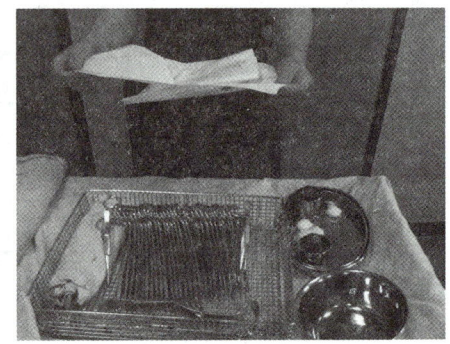

图6-5 巡回护士检查消毒指示卡　　图6-6 巡护护士遵循无菌原则添加一次性物品

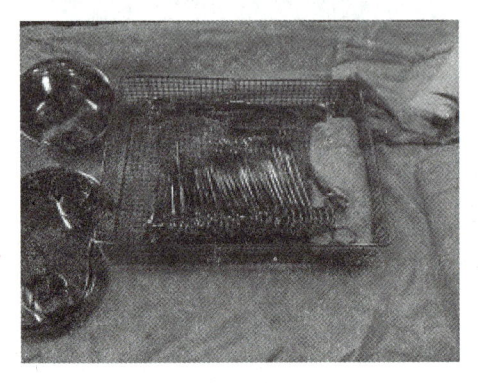

图6-7 器械护士整理、清点器械　　图6-8 巡回护士倒入生理盐水、碘伏

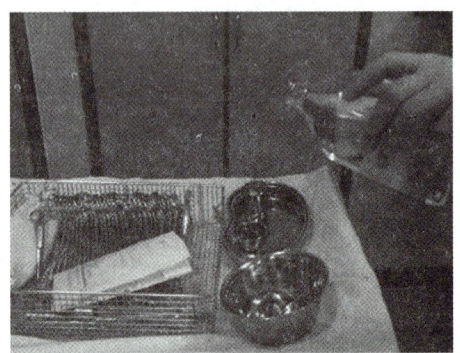

手术器械台摆置原则

手术器械台准备一般由器械护士完成。将无菌布类包放在器械台上，打开外面的双层包布，再打开手术器械包，将器械放置在器械台上，按使用方便分门别类排列整齐。其原则如下。

1. 严格分清无菌与有菌的界限，凡无菌物品一经接触有菌物品后即为污染，不得再作为无菌物品使用。

2. 器械台面和手术台面以下为有菌区，凡器械脱落至台面以下，即使未曾着地亦不可再用，缝线自台面垂下部分，亦作已污染处理。

3. 保持无菌布类干燥。铺无菌巾单时，器械台与手术切口周围应存四层以上以保持适当厚度。

4. 台面保持干燥、整洁，器械安放有条不紊。将最常用的器械放在紧靠手术台的升降器械托盘上，以便随取随用。对用过的器械必须及时收回，揩净，安放在一定的位置，排列整齐；暂时不用的放置器械台的一角，不要混杂。

无菌器械台的摆放（图6-9）。

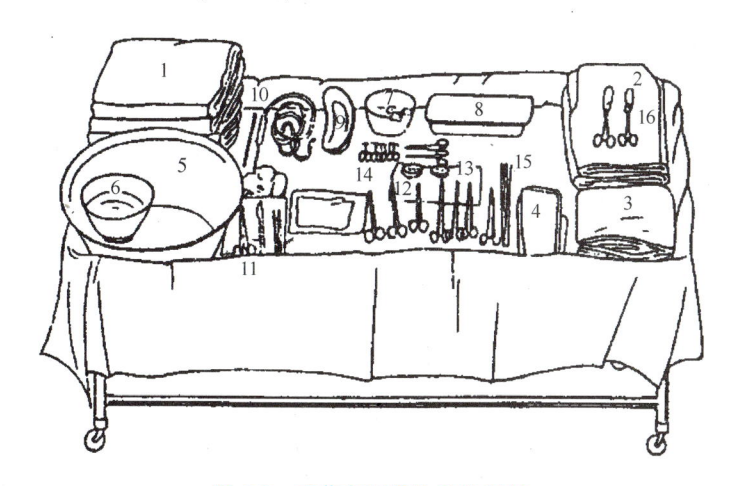

图6-9 无菌桌无菌物品的摆放

1. 手术衣；2. 手术单类；3. 手术巾；4. 纱垫纱布；5. 大盆；6. 盐水碗；7. 酒精碗；8. 标本盘；9. 弯盘；10. 吸引管及橡皮管；11. 手术刀、剪子及镊子；12. 针盒（内置各式缝针、盒盖内置线轴）；13. 针持及剪线剪；14. 手巾钳；15. 平镊及大号血管钳；16. 皮肤灭菌拭子

【实训作业】

完成一份实训报告。

【评分标准】（表7-1）

表7-1 器械台的管理与手术配合操作评分标准

项目	要求	分值	得分	备注
素质要求（5分）	服装整洁，举止端庄	2		
	动作利落敏捷	3		

续表

项目	要求	分值	得分	备注
准备无菌台（20分）	口述无菌桌的准备：打开手术包法	5		
	整理器械：将手术器械、用物按使用先后顺序分门别类整理，排放整齐	5		
	与巡回护士一起清点器械、敷料、缝针、缝线等，并记录在案	5		
	正确安装刀片、穿针	5		
协助消毒铺巾（20分）	传递卵圆钳及消毒纱球给医生以消毒皮肤	5		
	铺皮肤巾：无菌巾折边1/3，第一、二、三块无菌巾的折边朝向第一助手，第四块巾的折边朝向自己，按顺序传递给第一助手	5		
	铺手术中单：将两块无菌中单分别铺于切口的上、下方。避免手触及未消毒的物品	5		
	铺手术洞单：将有孔的剖腹大单正对切口，短端向头部，长端向下肢，先上后下分别展开，展开时手卷在剖腹单里面，以免污染	5		
手术器械传递与管理（20分）	传递任意几项常用手术器械，准确、灵活	10		
	保持器械台干燥整洁	5		
	再次清点器械、敷料、缝针、缝线等，核实登记	5		
操作后整理（10分）	协助包扎伤口	2		
	处理手术器械、用物	5		
	整理手术间，进行日常清洁消毒工作	3		
熟练程度（15分）	手术中传递器械及时、准确、灵活，方法正确，动作敏捷	5		
	遵守手术中的无菌操作原则	10		
理论提问（10分）	手术的人员配备和职能（选一）	10		
	皮肤消毒的常用消毒剂及其消毒注意事项（选一）	10		
	手术中的无菌操作原则（选一）	10		
总分		100		

第七章

换　药

【实训目标】

1. 熟悉换药目的。
2. 说明换药的有关原则。
3. 能正确进行伤口一般换药操作。
4. 在操作中表现出对病人的关心、爱护和尊重，遵守无菌操作。

【实训用物】

1. 人体模型、换药车、酌情备屏风等。
2. 换药用品：通常需要准备无菌换药碗 2 只、镊子 2 把、生理盐水 500ml、双氧水 500ml、碘伏棉球、生理盐水棉球、凡士林纱条、无菌敷料或伤口贴若干，胶布、绷带等固定物品。根据伤口需要还可准备血管钳、手术刀、探针、拆线剪及其他手术器械。

【实训方法】

1. 教师先组织学生观看录像教学片。
2. 然后教师演示换药的方法，边讲解，边操作，并强调有关的注意事项。
3. 学生每 2 人一组操作，教师巡视指导。
4. 抽考 3 人，并点评。
5. 学生演示，集中反馈、小结。

【操作流程】

换药操作过程如下：

- **评估伤口**：根据伤口情况、大小、是否有感染及引流物等情况，合理评估换药时间间隔，换药用物
- **准备换药用品**：向患者解释换药的目的、作用，以减轻心理紧张，取得患者的配。准备好换药用品
- **患者准备**：让患者采取舒适的体位，充分暴露伤口，冬天要注意保暖
- **揭除敷料**：先用手揭除胶布及伤口的外层纱、然后用镊子揭除内层纱布（图7-1）等
- **清理伤口**：采用"双手持镊法"换药，注意右手镊只能接触伤口，左手镊只能接触无菌物品，在操作过程中，两把镊子不能相互接触，更不能交换使用，换药过程中严格执行外科无菌操作原则。这是换药的主体部分，详见换药的基础理论
- **覆盖并包扎伤口**：一般伤口可直接用无菌敷料覆盖，肉芽创面，先用凡士林纱布覆盖，然后再外盖无菌纱布，最后用胶布或绷带固定
- **换药后整理**：换下敷料放入污物桶内，用过的器械清洗后擦干，浸泡在2%戊二醛溶液中1~2小时。特种菌感染的敷料烧毁，器械作特殊灭菌处理

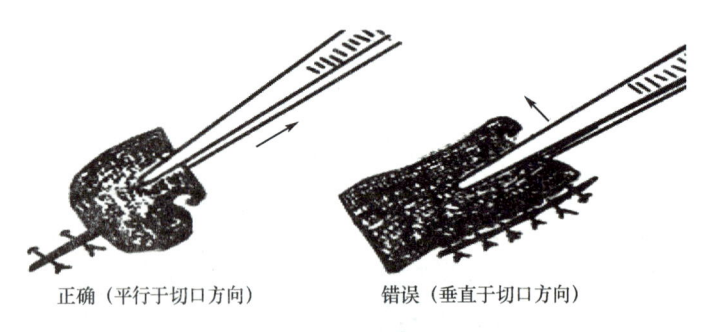

正确（平行于切口方向）　　错误（垂直于切口方向）

图 7-1　内层敷料揭除法

【注意事项】

1. 换药前必须充分了解病人伤口具体情况，根据伤口具体情况备齐用物。

2. 换药的无菌操作规则

（1）严格执行无菌操作原则，防止交叉感染。有不同伤口需要换药遵循：先干净后污染、先简单后复杂的方法，一个病人多个伤口也是如此。具体顺序是：清洁伤口→可能污染伤口→感染伤口→特种菌感染伤口的换药顺序。

（2）换药者应穿戴好口罩、帽子和工作服，换药前后均应清洗双手，必要时穿隔离衣、戴手套。

（3）换药者采用"双手持镊法"换药，左手持有齿镊专施向右手传递无菌物品，右手持无齿镊接触伤口，清洁、消毒伤口，操作过程中勿使两镊相碰。

（4）伤口换下的污染敷料应集中放入指定的污物桶中，进行统一处理，不可随便乱扔。

（5）具有高度传染性伤口，如破伤风、气性坏疽、绿脓杆菌感染，应遵守严格隔离术，换下的敷料要焚毁，用过的器械要用1%过氧乙酸或84消毒液浸泡后再清洁灭菌，并且换药者应洗手再用消毒液浸泡消毒。

3. 换药常用药物的选择，根据伤口性质的不同，选择不同的药物，对伤口的愈合具有一定的促进作用（表7-1）。

表7-1 常用外用药物和用途

药物名称	用途
生理盐水	清洁创面，保护肉芽组织
3%~5%氯化钠	肉芽水肿创面的湿敷，减轻水肿
优锁（漂白粉、硼酸溶液）	具有防腐、除臭和溶解坏死组织作用，脓液坏死组织多伤口的湿敷
3%过氧化氢、0.02%高锰酸钾	冲洗伤口、抑制厌氧菌、厌氧菌感染创面湿敷
0.5%聚维酮碘、0.1%氯己定、0.9%氯化钠	脓腔及创面冲洗
0.9%氯化钠、凡士林纱布	正常肉芽创面外敷
30%硫酸镁	水肿肉芽创面湿敷
10%~20%鱼石脂软膏	局部炎症早期外敷，消炎消肿
10%~15%氧化锌软膏	保护伤口周围皮肤
10%鱼肝油软膏	促使肉芽组织、上皮生长
0.5%聚维酮碘	皮肤消毒
2%硝酸银溶液	烧灼过度生长的肉芽组织，或烧灼慢性溃疡
75%酒精	皮肤消毒，但避免消毒液进伤口
0.1%雷夫奴尔、0.02%呋喃西林	感染创面湿敷

4. 紧密联系临床，采用与临床一致的换药包换药模式，以便更好适应临床实习工作。

【实训作业】

完成一份实训报告。

【评分标准】（表 7-2）

表 7-2　换药操作评分标准

项目	要求	分值	得分	备注
素质要求（5分）	服装整洁，仪表举止端庄	3		
	对患者态度和蔼，关心患者	2		
换药前准备（15分）	评估伤口情况等	4		
	穿好工作服、戴好口罩、帽子，洗手	4		
	准备好换药用物	5		
	环境、时间合适	2		
操作过程（50分）	核对、解释（必要时镇静、止痛）	4		
	体位舒适，暴露充分，注意保暖	4		
	揭除伤口敷料方法：用手撕去胶布和外层敷料，污面向上放于弯盘内，用镊子顺切口方向揭除内层敷料，有粘连时用生理盐水或双氧水湿润后揭下	12		
	清理伤口，更换引流物：右手镊子接触伤口，左手镊子专用于夹取无菌物品，两镊不可相碰。用碘伏棉球消毒伤口周围皮肤2次，方向正确，碘伏或盐水棉球轻轻拭去伤口内脓液或分泌物，根据伤口正确选用药物纱布及引流物	20		
	包扎伤口：盖上伤口贴或用无菌纱布及胶布固定，必要时用绷带包扎固定	10		
操作后处理（10分）	将病人卧于舒适体位、整理床单位	2		
	敷料：倒入污物桶，集中处理或焚毁	2		
	刀剪：消毒液浸泡后洗净再浸泡消毒	2		
	碗镊：消毒液浸泡后洗净再高压灭菌	2		
	洗手、脱口罩	2		
熟练程度（5分）	动作轻巧、稳当、准确	2		
	符合无菌操作原则	3		

续表

项目	要求	分值	得分	备注
理论提问（15分，任选3题）	换药室的管理制度	5		
	换药目的	5		
	无菌伤口换药的时间选择	5		
	不同伤口的换药顺序	5		
总分		100		

第八章

绷带包扎

【实训目标】

1. 了解包扎的目的。
2. 掌握常用的六种绷带包扎方法和三角巾的使用。
3. 熟悉包扎的注意事项。

【实训目的】

1. 固定敷料、保护伤口、减少污染。
2. 压迫止血、止痛。
3. 肢体支持与悬吊以及和夹板、石膏一同应用固定骨折。

【实训用物】

纱布绷带、弹力绷带、多头带、三角巾、胶布、棉垫、纱布、剪刀、别针等。

【实训方法】

1. 集中讲解绷带包扎的目的，示范包扎方法。
2. 学生分组练习操作，教师巡视指导。
3. 学生演示，集中反馈、小结。

【操作流程】

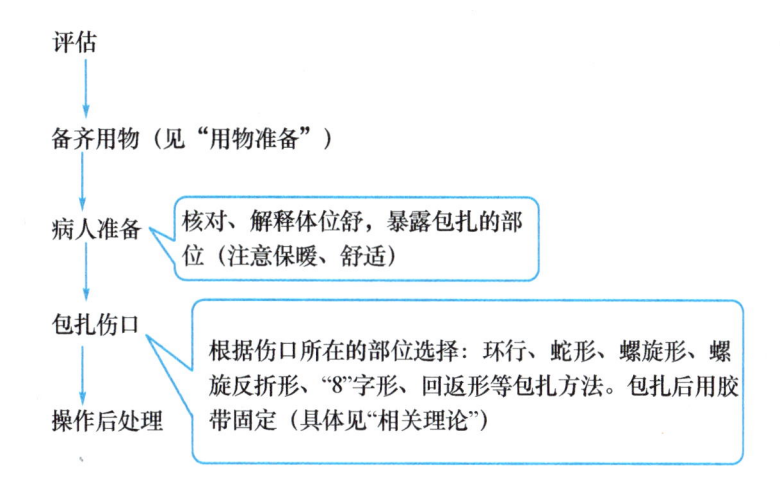

评估
↓
备齐用物（见"用物准备"）
↓
病人准备 —— 核对、解释体位舒，暴露包扎的部位（注意保暖、舒适）
↓
包扎伤口 —— 根据伤口所在的部位选择：环行、蛇形、螺旋形、螺旋反折形、"8"字形、回返形等包扎方法。包扎后用胶带固定（具体见"相关理论"）
↓
操作后处理

附一：绷带包扎基本方法

1. 环形包扎法　用于定带（固定）或结带（结束）及包扎粗细相同部位，如手、足、腕部及额部。绷带卷向上，用右手握住，将绷带展开约8cm，左拇指将绷带头端固定需包扎部位，右手连续环形包扎局部，其卷数按需要而定，用胶布固定绷带末端。本法是绷带包扎的最基本方法，起始与结束必用方法（图8-1）。

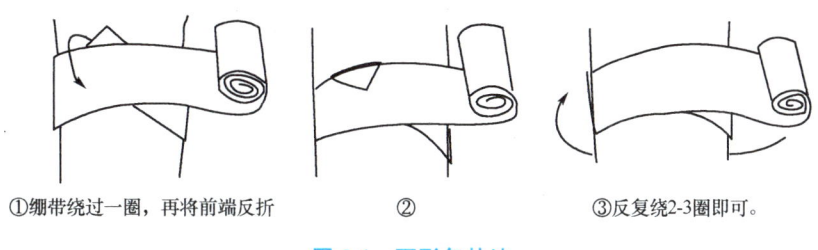

①绷带绕过一圈，再将前端反折　　②　　③反复绕2-3圈即可。

图8-1　环形包扎法

2. 蛇形包扎法　用于临时简单固定敷料或夹板，斜形环绕包扎，每周互不遮盖（图8-2）。

3. 螺旋形包扎法　用于粗细相同肢体，如上臂、手指等。从远端开始先环形包扎两卷，再向近端呈30°角螺旋形缠绕，每卷重叠前一卷2/3，末端胶布固定。在急救缺乏绷带或暂时固定夹板时每周绷带不互相掩盖，称蛇形包扎法（图8-3）。

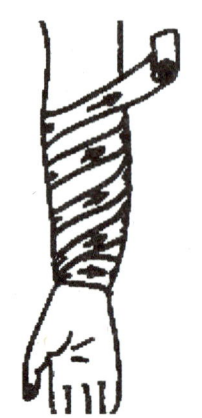

4. 螺旋反折包扎法　用于细长或粗细不同的肢体，如前臂、小腿、大腿等，开始先做两周环形包扎，再做螺旋包扎，然后以一手拇指按住卷带上面正中处，另一手将卷带自该点反折向下，盖过前周1/3或2/3。每一次反折须整齐排列成一直线，但每次反折不应在伤口与骨隆突处（图8-4）。

5. "8"字形包扎法　用于肩、肘、腕、踝、等关节部位的包扎和固定锁骨骨折。以肘关节为例，先在关节中部环形包扎2卷，绷带先绕至关节上方，再经屈侧绕到关节下方，过肢体背侧绕至肢体屈侧后再绕到关节上方，如此反复，呈"8"字连续在关节上下包扎，每卷与前一卷重叠2/3，最后在关节上方环形包扎2卷，胶布固定（图8-5）。

图8-2　蛇形包扎法

6. 回反包扎法　用于头顶、指端和肢体残端，为一系列左右或前后反回包扎，将被包扎部位全部遮盖后，再作环形包扎两周（图8-6）。

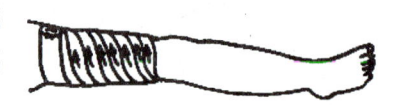

图8-3　螺旋形包扎法

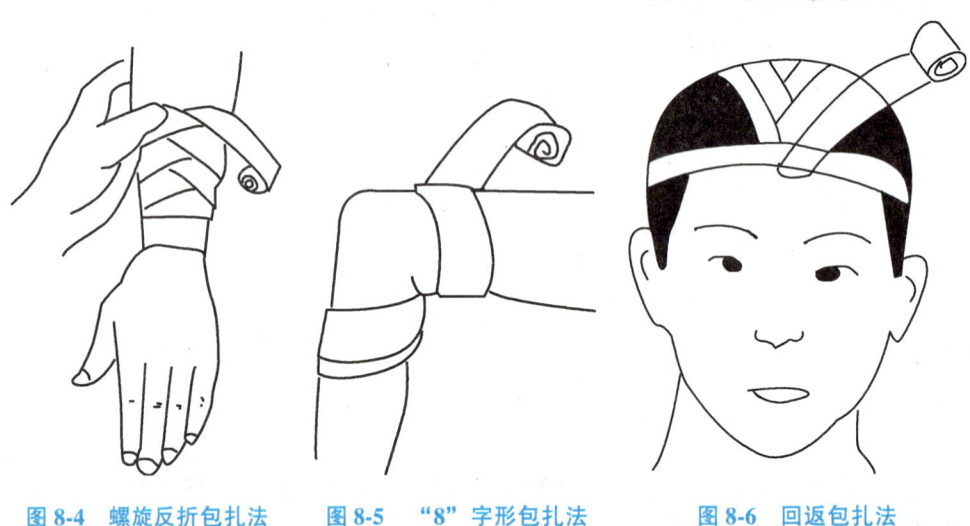

图8-4　螺旋反折包扎法　　图8-5　"8"字形包扎法　　图8-6　回返包扎法

附二：多头带

有腹带、胸带、四头带、丁字带。

1. 腹带　其结构中间为包腹部，两侧各有5条带脚相互重叠。常用于腹部手术后包扎。切口在上腹部时应由上向下包扎，切口在下腹部时应由下向

笔记栏

上包扎。

2. 胸带　比腹带多两根竖带，常用于胸部手术后包扎。

3. 四头带　将卷轴带的两头剪开即成四头带，常用于包扎下颌、枕、额等处。

4. 丁字带　形如"T"状，常用于包扎会阴或肛门部位。

【注意事项】

1. 绷带包扎前的准备　包扎部位必须保持清洁干燥，对皮肤皱襞处，如腋下、乳下、腹股沟等处应用棉垫、折叠纱布遮盖，骨隆突处用棉垫保护。

2. 绷带包扎的体位　在满足治疗目的的前提下，病人位置应尽量舒适。对肢体应保持功能位或所需要的体位。

3. 绷带选用　根据包扎部位选用不同宽度的绷带。手指需用3cm宽，手、臂、头、足用5cm宽，上臂、腿用7cm宽，躯体用10cm宽的绷带。

4. 包扎操作　一般应自远心端向近心端包扎，开始处作环形两周固定绷带头，以后包扎应使绷带平贴肢体或躯干，并紧握绷带勿使落地，包扎时每周用力要均匀适度，并遮过前周绷带的1/3~1/2，太松易滑脱，太紧易致血运障碍。一般指、趾端最好暴露在外面，以观察肢体血循环情况。包扎完毕，要环形包绕两周用胶布固定，或将绷带端撕开结扎，但注意打结处不应在伤处及发炎部、骨突起处、四肢内侧面、病人坐卧受压部位及易受摩擦部位。

5. 绷带拆除　拆除绷带应先自固定端，顺包扎相反方向松解，两手相互传递绕下，在紧急和绷带已被伤口分泌物浸润干涸时，可用绷带剪剪开。

【实训作业】

完成一份实训报告。

【评分标准】（表8-1）

表8-1　绷带包扎术评分标准（时间要求：20min以内完成）

项目	训练标准	分值	评分标准
准备质量 （10分）	叙述绷带用途	4	酌情扣分
	清洁包扎部位	3	未做全扣
	骨突处加衬垫	3	未做全扣

续表

项目	训练标准		分值	评分标准
操作质量（75分）	基本包扎法的演示（15分）	环形	5	方法错误全扣
		蛇行	5	方法错误全扣
		螺旋形	5	方法错误全扣
	螺旋反折形包扎法（前臂）（20分）	自腕部做环形包扎3周	5	未环形开始全扣
		自第四周向上包扎，在前臂屈侧反折	5	无反折扣5分，不整齐扣3分
		每周遮盖前周1/2~2/3 直至肘部，环形包扎3周结束	5	方法错误全扣
		固定（别针、胶布或打结固定）	5	固定不牢或松动全扣
	回返形包扎法（头部）（20分）	先自额至枕部缠绕2周固定，带尾留额前由病员或助手牵拉	5	不合要求扣3分，未留带尾扣5分
		自额前向枕部包扎，回返时一手压在反折部防止松脱	5	松脱一次扣2分
		返回额前时绷带绕过带尾包扎对侧，反复至整个头部包扎完毕	5	有遗漏部位扣3分，不绕带尾扣5分
		最后环形两周固定	5	未环形两周固定或绷带松脱全扣
	"8"字包扎法（肘部）（20分）	先自中央环形固定3~4周		未环形固定全扣
		然后按"8"书写行经交替上下移行交叉缠绕	5	方法错误全扣
		每次遮盖前一周不小于1/2	5	未遮盖全扣，遮盖不全扣3分
		最后在上下任意端固定绷带	5	固定不牢全扣
全程质量（15分）	态度认真，动作流畅		4	酌情给分
	操作有序，方法正确		4	酌情给分
	松紧适宜，整齐美观		4	酌情给分
	操作时间符合要求		3	每超过30秒扣1分

第九章

胸膜腔闭式引流术的护理

【实训目标】

1. 说出胸腔闭式引流的原理、目的及适应证。
2. 说出胸腔导管的安放位置,简述胸腔闭式引流装置。
3. 叙述胸腔闭式引流的护理措施。
4. 能正确进行胸腔引流护理操作,操作中严格遵守无菌操作原则,表现出对病人的爱护。

【实训目的】

排除胸腔内的积液、积气;重建胸腔内负压,使肺复张;平衡胸腔压力,预防纵隔移位及肺萎陷;可及时发现胸膜腔内活动性出血。

【评估】

患者的年龄、病情、治疗、意识、合作能力、呼吸功能及水柱波动状况。
引流的目的、时间及引流瓶的种类。
引流液的颜色性质及流速。
术部敷料有无渗血渗液。

【实训器材和用物】

1. 实训人体模型(胸腔闭式引流装置)。
2. 操作用物 无菌水封瓶及引流管或一次性水封瓶一套、无菌生理盐1000ml、弯盘(内放无菌纱布、镊子)、碘伏、棉签1包、大号卵圆钳2把,别针、橡皮筋。

【实训方法】

1. 集中讲解相关理论，演示更换引流瓶操作。
2. 学生分组练习操作，教师巡视指导。
3. 集中反馈、小结。

【操作流程】

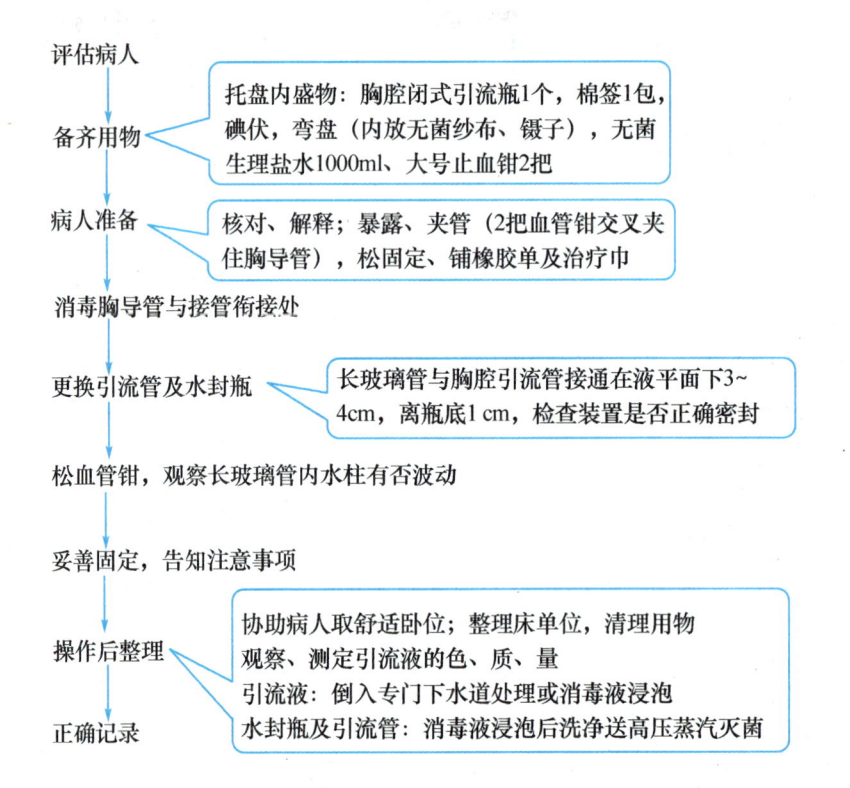

评估病人

备齐用物 —— 托盘内盛物：胸腔闭式引流瓶1个，棉签1包，碘伏，弯盘（内放无菌纱布、镊子），无菌生理盐水1000ml、大号止血钳2把

病人准备 —— 核对、解释；暴露、夹管（2把血管钳交叉夹住胸导管），松固定、铺橡胶单及治疗巾

消毒胸导管与接管衔接处

更换引流管及水封瓶 —— 长玻璃管与胸腔引流管接通在液平面下3~4cm，离瓶底1 cm，检查装置是否正确密封

松血管钳，观察长玻璃管内水柱有否波动

妥善固定，告知注意事项

操作后整理 —— 协助病人取舒适卧位；整理床单位，清理用物 观察、测定引流液的色、质、量 引流液：倒入专门下水道处理或消毒液浸泡 水封瓶及引流管：消毒液浸泡后洗净送高压蒸汽灭菌

正确记录

【注意事项】

1. 目前，胸膜腔闭式引流装置多为各种一次性使用的塑料胸膜腔引流装置（图9-1）。

2. 保持管道的密闭　使用前注意引流装置是否密封，引流装置的管道接头应衔接牢靠；水封瓶内长管应没入水面以下3~4 cm（图9-2），并始终保持直立；搬动病人或更换引流瓶时，需双重夹闭引流管，以防空气进入。

3. 严格执行无菌操作原则，防止感染，定时更换引流管口处的敷料；保持引流瓶低于胸壁引流口平面60~100cm；按无菌原则定时更换引流瓶。

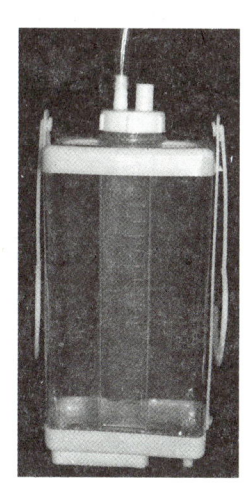

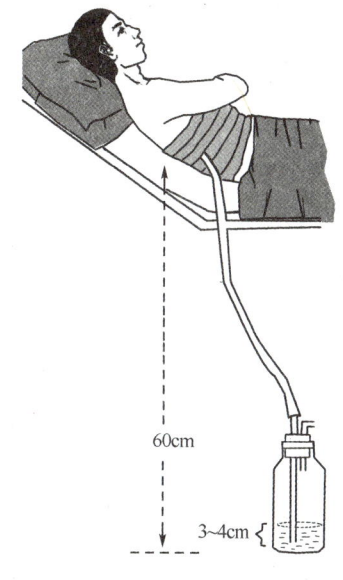

图9-1 一次性使用的塑料胸膜腔引流装置

图9-2 闭式引流图

4. 保持引流通畅　安置病人于半卧位；闭式引流主要靠重力引流，水封瓶液面应低于引流管胸腔出口面60cm。定时挤捏胸膜腔引流管，防止管道阻塞、扭曲、受压，必要时用生理盐水冲洗；指导病人用力咳嗽、深呼吸及变换体位，以利于胸膜腔内液体和气体的排出，促进肺扩张。

5. 严密观察并记录　观察引流液的量、颜色、性状。手术后一般情况下引流量24内约为200~300ml，24小时内不超过500 ml。开始时为血性，以后颜色为浅红色，不易凝血。若引流量多，颜色为鲜红色或红色，性质较黏稠，易凝血，则疑为胸腔内有活动性出血。每日更换水封瓶。作好标记，记录引流量。

6. 意外处理　包括：①若胸导管从胸腔滑脱，立即用手捏闭伤口处皮肤，消毒后用凡士林纱布封闭伤口，协助医生做进一步处理；②若引流管连接处脱落或引流瓶损坏，立即双钳夹闭胸壁导管，按无菌操作更换整个装置。

7. 拔管指征　视病情而定，一般于术后48~72小时拔除。拔管指征：①肺膨胀良好（通过肺部听诊X线检查确定）；②水封瓶玻璃管水柱无波动或24小时内引流量少于50~60ml，脓液少于10ml；③夹管24小时，胸腔不再积气，即可拔管。

8. 拔管方法　先剪除固定引流管的缝线，嘱病人深吸气然后屏气，同时将管拔出。并立即以凡士林纱布及厚敷料覆盖伤口，以胶布固定于胸壁，保持 12~24 小时，以防空气吸入胸腔。

【实训作业】

完成一份实训报告。

【评分标准】（表 9-1）

表 9-1 胸腔闭式引流操作评分标准

项目	要求	分值	得分	备注
素质要求（5 分）	服装整洁、举止端庄	2		
	语言柔和、动作轻稳	3		
操作前准备（20 分）	评估病人病情及引流情况	2		
	抄对医嘱，擦治疗车、治疗盘	2		
	洗手，戴口罩，备齐用物	3		
	检查水封瓶质量（有效期、密闭性、完整性）	3		
	打开并去除外包装	2		
	按照无菌要求倒生理盐水入水封瓶（水管进入水面分别为 3~4cm，4~12cm）	3		
	正确连接各管道	2		
	检查水封瓶的密闭性（水柱有无波动）	2		
操作过程（50 分）	核对、解释、摆体位	3		
	暴露创口、挤压管道并夹管固定	5		
	防止污染床单位	2		
	用碘伏棉球消毒胸导管与接管衔接处上下各 2~3cm（顺序：左上右下）无跨越	8		
	消毒横截面处	5		
	更换水封瓶，注意无菌操作	5		
	检查装置是否正确密封	4		
	松血管钳，观察长玻璃管内水柱有否波动	4		
	连接负压吸引器，妥善固定，防止脱落	3		
	水封瓶挂在离胸腔出口 60cm 的处，不能放在地面上，防止碰倒	4		
	告知病人注意事项	4		
	协助病人取合适体位，清理用物，整理床单位	3		

第九章 胸膜腔闭式引流术的护理

续表

项目	要求	分值	得分	备注
操作后处理（10分）	观察引流液的色、质、量	4		
	处理引流液	2		
	处理水封瓶及引流管及其他污物	2		
	洗手、脱口罩，正确记录	2		
熟练程度（5分）	动作轻巧、稳当、准确	2		
	顺序清晰，操作时间为 10~15min	3		
理论提问（10分，任选一项）	胸腔闭式引流护理；气液胸的不同引流位置	10		
	胸壁伤口的护理及紧急情况的处理	10		
	拔管指征和方法	10		
总分		100		

第十章

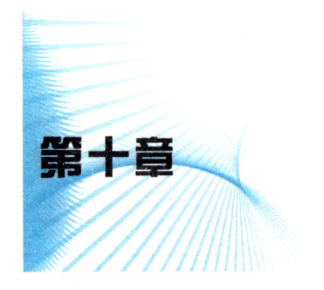

普外科各种引流管的护理

外科放置引流管的目的：引流感染性和非感染性液体。感染性液体（指脓液）通过引流后，可以达到减轻炎症、减轻压力、缓解疼痛、防止炎症扩散、促进炎症消退的目的。非感染性液体包括血液、渗出液及组织分泌液等，通过引流后，可以达到减轻局部压力、减少合并感染的可能性、减少液体对周围组织的损害作用、有利于伤口愈合等目的。

护理措施：①严格执行无菌操作原则；②保持引流通畅；③妥善固定，防止引流管受压、扭曲、脱落；④观察并记录引流物颜色、性状、量。

普外科引流管的种类常用的有：T形管、胃肠减压管、腹腔引流管、三腔二囊管。

一、T形管的护理

【实训目标】

1. 能说出T形管引流的目的及其护理要点。
2. 能正确进行T形管护理操作，操作中严格遵守无菌操作原则。

【实训用物】

1. 实训人体模型（T形管引流装置）。
2. 操作用物 托盘、弯盘、小药杯（内放碘伏棉球数只）、血管钳、橡胶单、胶布或别针、治疗巾、引流袋或瓶。

【实训方法】

1. 集中讲解 T 形管的目的，示范 T 形管护理的方法。
2. 学生分组操作练习，教师巡视指导并及时纠正错误。
3. 学生演示，集中反馈、小结。

【操作流程】

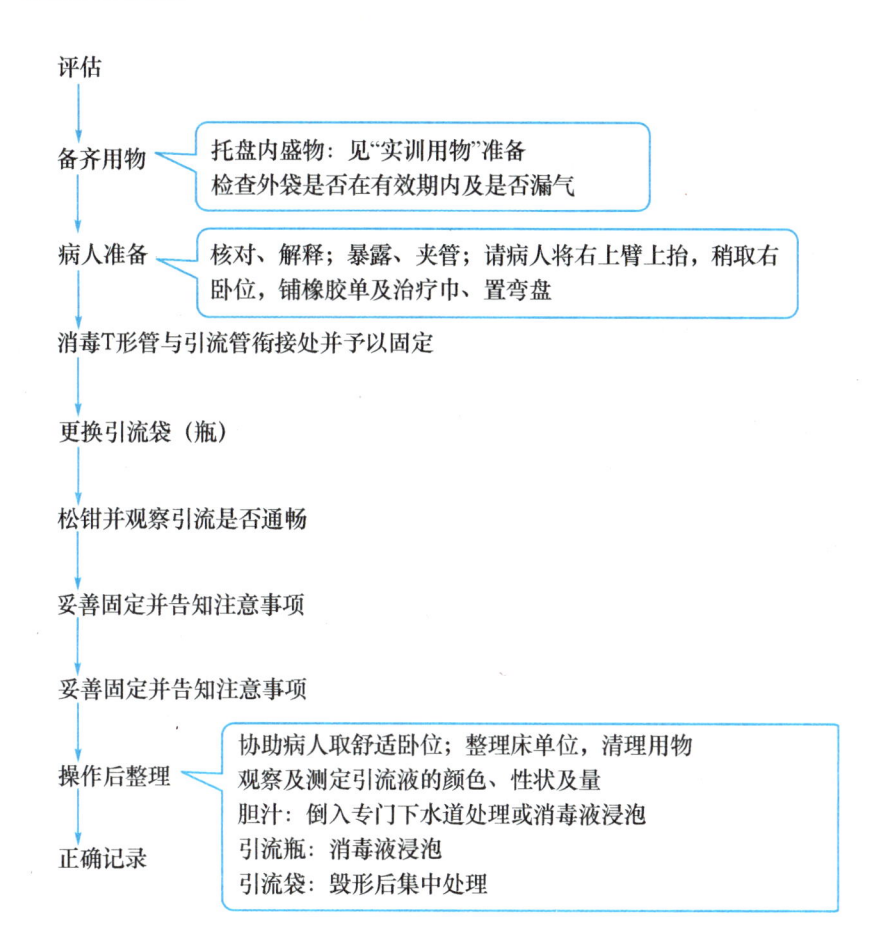

评估
↓
备齐用物 —— 托盘内盛物：见"实训用物"准备
　　　　　　检查外袋是否在有效期内及是否漏气
↓
病人准备 —— 核对、解释；暴露、夹管；请病人将右上臂上抬，稍取右卧位，铺橡胶单及治疗巾、置弯盘
↓
消毒T形管与引流管衔接处并予以固定
↓
更换引流袋（瓶）
↓
松钳并观察引流是否通畅
↓
妥善固定并告知注意事项
↓
妥善固定并告知注意事项
↓
操作后整理 —— 协助病人取舒适卧位；整理床单位，清理用物
　　　　　　　观察及测定引流液的颜色、性状及量
　　　　　　　胆汁：倒入专门下水道处理或消毒液浸泡
　　　　　　　引流瓶：消毒液浸泡
　　　　　　　引流袋：毁形后集中处理
↓
正确记录

【注意事项】

1. **保持引流通畅**　定期从引流管近端向远端挤捏，堵塞时可用少量生理盐水缓慢冲洗，切勿用力推注。如胆汁引流量突然减小，应注意是否有胆红素沉淀堵塞或蛔虫堵塞，管道是否受压，扭曲。

2. 牢靠的固定　病人回病房后，应立即消毒连接管。将T形管接床边胆汁引流瓶并吊在床边。T形管应用缝线或胶布将其妥善固定于腹壁，避免将其固定在床上，以防病人在翻身或活动时被牵拉而脱出。

3. 保持无菌操作　连接管和引流袋每日更换1次。注意无菌操作。

4. 记录观察引流的颜色、性质、量：正常成人每日分泌胆汁的量约为800~1200ml，呈黄绿色、清亮、无沉淀，有一定黏性。术后每日可引流出300~700ml胆汁，少可能因T形管堵塞或肝功能衰竭所致；量过多可能是胆总管下段不够通畅；胆汁颜色过淡，过于稀薄表示肝功能不佳，浑浊说明有感染，有泥沙样沉淀均不正常。

5. 引流口皮肤保护　每日清理、消毒腹壁引流管口周围皮肤，并覆盖无菌纱布，保持局部干燥，防止胆汁浸润皮肤而引起炎症反应。出现胆汁渗漏时，应及时更换敷料，必要时局部涂氧化锌软膏。

6. T形管拔除的指征　一般在术后2~3周拔除。拔除时应明确两点：①胆管内无感染；②胆总管远端畅通无阻。其拔管指征：①体温正常，黄疸消退，胆汁清亮，无絮状物及结石残渣；②胆汁引流量逐日减少，T形管引流出的胆汁颜色正常，大便颜色正常；③引流管抬高，钳夹1~2天，无右上腹胀痛不适，无发热黄疸；④胆道造影检查，由引流管注入12.5%碘化钠溶液20~60ml，X线检查证明胆总管下端无阻塞，无结石残留或B超检查T形管胆道镜检无异常。

拔管后，伤口以凡士林纱布覆盖换药，一周左右即可愈合。如手术仅限于胆总管探查或取石，术后10~14天左右便可拔除引流管，如胆道造影发现有结石残留，则需保留T形管6周以上，再作取石或其他处理。

【实训作业】

完成一份实训报告。

【评分标准】（表10-1）

表10-1　T形管操作评分标准

项目	要求	分值	得分	备注
素质要求（5分）	服装整洁、举止端庄	2		
	语言柔和、动作轻稳	3		

续表

项目	要求	分值	得分	备注
操作前准备（10分）	评估病人病情及引流情况	2		
	抄对医嘱，擦治疗车、治疗盘	2		
	洗手，戴口罩	2		
	备齐用物	2		
	检查外袋是否漏气及是否在有效期内	2		
操作过程（50分）	核对、解释、摆好病人体位	6		
	检查伤口敷料及引流管周围皮肤	3		
	从创口由上往下挤压引流管，夹管固定	3		
	检查引流袋包装，打开外袋，检查合格后挂于床旁，引流管反折压于床垫之下备用	3		
	用碘伏棉球消毒T形管与引流管衔接处上下各2~3cm（顺序：左上右下）无跨越	15		
	夹取无菌纱布分离引流管接口处，旧的引流管上提使引流液完全进入引流袋（不污染）	5		
	用碘伏棉球消毒横截面处	5		
	更换引流袋（瓶），注意无菌操作	5		
	松血管钳，挤压引流管，观察引流是否通畅	5		
操作后处理（18分）	妥善固定，长度合适，无扭曲，无折叠	3		
	告知病人注意事项，加强与患者的交流接触	5		
	协助病人取舒适体位	2		
	清理用物，整理床单位	2		
	观察、测定引流液并记录	2		
	处理引流液	2		
	处理其他污物，用物擦净放回原处	2		
熟练程度（5分）	洗手、脱口罩，正确记录	1		
	动作轻巧、稳当、准确	1		
	顺序清晰，操作时间为10~15min	3		
理论提问（12分）	T形管引流期间的护理注意事项	6		
	T形管拔管指征及拔管后观察要点	6		
总分		100		

二、胃肠减压管的护理

【实训目标】

1. 能说出胃肠减压管引流的目的及其护理要点。
2. 能正确进行胃肠减压管护理操作。

【实训用物】

操作用物：胃管、负压吸引器、注射器、石蜡油、纱布、生理盐水、胶布、棉签、治疗碗。

【实训方法】

1. 集中讲解胃肠减压管的目的，示范胃肠减压管护理的方法。
2. 学生分组练习操作，教师巡视指导并及时纠正错误。
3. 学生演示，集中反馈、小结。

【操作流程】

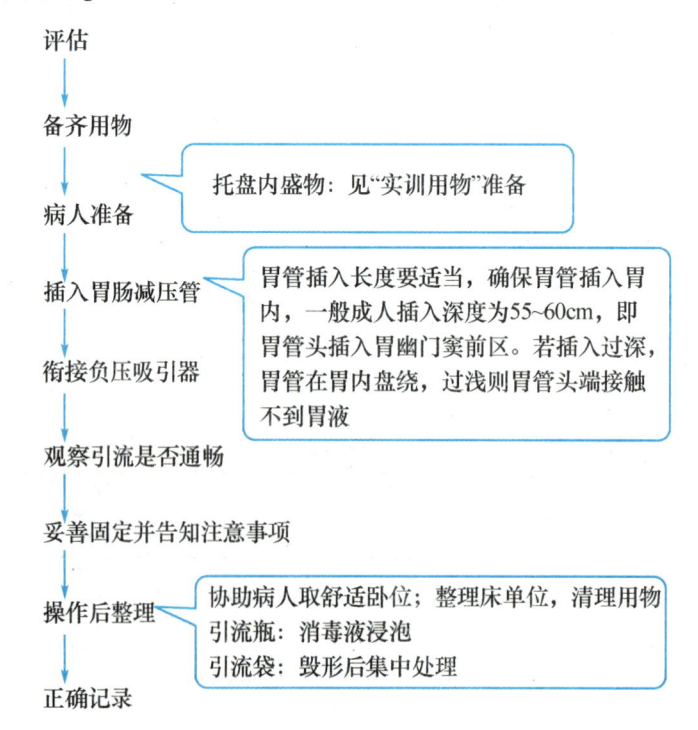

评估
↓
备齐用物 — 托盘内盛物：见"实训用物"准备
↓
病人准备
↓
插入胃肠减压管 — 胃管插入长度要适当，确保胃管插入胃内，一般成人插入深度为55~60cm，即胃管头插入胃幽门窦前区。若插入过深，胃管在胃内盘绕，过浅则胃管头端接触不到胃液
↓
衔接负压吸引器
↓
观察引流是否通畅
↓
妥善固定并告知注意事项
↓
操作后整理 — 协助病人取舒适卧位；整理床单位，清理用物
　　　　　　　引流瓶：消毒液浸泡
　　　　　　　引流袋：毁形后集中处理
↓
正确记录

【注意事项】

1. 插管前应做好病人的解释工作,插管时应取得病人的配合;备齐物品,润滑胃管;插管到胃内,并确定在胃内后将胃管牢靠的固定:即鼻翼胶布的固定。负压引流瓶放置于床头。连接管的长短要适当,如果过短病人翻身不慎可将管子拉出,过长则易于扭曲,受压,使胃液引流不畅。

2. 保持引流通畅 维持有效负压吸引力,吸引力过大会使胃黏膜吸附于胃管头端的小孔内至引流不畅,应每隔 2~4h 用生理盐水 10~20ml 冲洗胃管一次。

3. 记录观察引流的颜色性质量 记录 24h 引流胃液颜色,判断有无胃内出血情况,如有鲜红色液体引流出,说明有术后出血,应停止胃肠减压,及时通知医生。同时要观察胃液引流量,判断引流量是否过多而影响水电解质平衡,应合理安排输液顺序及输液速度,若出现电解质紊乱,应与医生联系及时纠正。

4. 观察胃肠减压后肠功能恢复情况 如腹部手术后出现肠麻痹,应观察有无腹胀,肠鸣音是否恢复,肛门是否排气,并于术后 12h 鼓励病人床上翻身,适当增加活动有利于胃肠功能恢复。

5. 鼻腔、咽喉部、口腔的护理

(1) 随时评估病人口腔黏膜有无溃疡、感染及咽部不适情况。

(2) 每日给病人口腔护理 2 次。保持口腔清洁,并注意观察口腔黏膜的情况,清醒病人及禁食病人可给予温盐水或漱口液漱口。

(3) 口唇可用涂石蜡油,嘱病人勿张口呼吸,防止口唇干裂。

(4) 定时清洁鼻腔。

(5) 长期使用胃管的病人,应每周更换胃管 1 次并改变胃管置入部位,避免胃管压迫鼻腔黏膜或软骨,引起的黏膜溃疡或坏死。

(6) 呼吸道的护理:保持病室温度、适度适宜。一般温度为 18~28℃,湿度为 50%~70%,经常协助病人有效咳嗽咳痰,做深呼吸,及时清除呼吸道分泌物,保持呼吸道通畅,减少感染

(7) 胃肠减压期间一般禁饮食,必须口服药物时,如片剂要碾碎调水后注入,并用温水冲洗胃管,注入后夹管 30min,以免药物吸出。

6. 拔管 拔除胃管通常术后 48~72h,肠蠕动逐渐恢复,肛门排气,无

腹胀，肠鸣音恢复后，可拔除胃管。

【实训作业】

完成一份实训报告。

【评分标准】（表10-2）

表10-2 胃肠减压管操作评分标准

项目	要求	分值	得分	备注
素质要求（6分）	服装整洁、举止端庄	3		
	语言柔和、动作轻稳	3		
操作前准备（17分）	评估病人病情	3		
	抄对医嘱，擦治疗车、治疗盘	3		
	洗手，戴口罩	3		
	备齐用物	5		
	检查负压吸引器外袋是否漏气及是否在有效期内	3		
操作过程（34分）	核对、解释、摆好病人体位、取得病人配合	6		
	插入胃肠减压管并确定胃肠减压管在胃内	10		
	衔接负压吸引器	3		
	更换负压吸引器，注意无菌操作	5		
	用碘伏棉签消毒胃肠减压管衔接口	5		
	观察引流是否通畅	5		
操作后处理（22分）	妥善固定，长度合适，无扭曲、无折叠	3		
	告知病人注意事项，加强与患者的交流接触	5		
	协助病人取舒适体位	3		
	清理用物，整理床单位	2		
	观察、测定引流液并记录	3		
	处理引流液	3		
	处理其他污物，用物擦净放回原处	3		
熟练程度（9分）	洗手、脱口罩，正确记录	3		
	动作轻巧、稳当、准确	3		
	顺序清晰	3		
理论提问（12分）	胃肠减压管引流期间的护理注意事项	6		
	引流的目的	6		
总分		100		

三、腹腔引流管的护理

【实训目标】

1. 能说出腹腔引流管引流的目的及其护理要点。
2. 能正确进行腹腔引流管护理操作，操作中严格执行无菌操作原则。

【实训用物】

操作用物：胶管引流、烟卷引流、双套管负压引流、引流袋、棉签、纱布、碘伏、胶布、注射器、卷烟引流条和橡皮管。

【实训方法】

1. 集中讲解普通腹腔引流管的目的，示范普通腹腔引流管护理的方法。
2. 学生分组练习操作，教师巡视指导并及时纠正错误。
3. 学生演示，集中反馈、小结。

【操作流程】

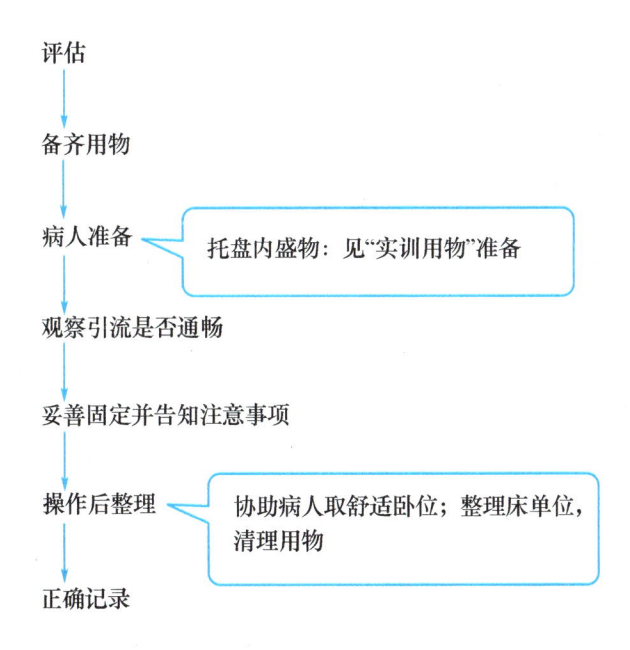

评估
↓
备齐用物
↓
病人准备 —— 托盘内盛物：见"实训用物"准备
↓
观察引流是否通畅
↓
妥善固定并告知注意事项
↓
操作后整理 —— 协助病人取舒适卧位；整理床单位，清理用物
↓
正确记录

【注意事项】

1. 胶管引流 是目前应用最为普遍的一种创面引流方式。适应于引流深部创面,如肝叶切除术后、胆囊切除术后等。

(1) 保持引流通畅。

(2) 外接无菌引流袋或负压吸引器,避免扭曲、折叠、受压、脱出,注意巡视病房,观察引流管的情况,定时挤捏引流管,防止管道阻塞。

(3) 注意引流颜色、量及性状。

(4) 妥善固定引流管,防止滑脱。

(5) 拔管时间根据病情决定,短者2~3天,长者可达数月。

2. 烟卷引流 是过去最常用的一种腹腔引流,其利用虹吸作用和腹内外压力差达到引流的目的。

(1) 由于置烟卷后1~2天内引流液较多,应及时更换敷料。

(2) 注意观察引流液颜色、量及性质。

(3) 引流条在皮外至少留2~3cm,并用别针固定。

(4) 一般在术后3天左右拔除。

3. 双套负压引流 适用于引流量多且需长期持续吸引的伤口和胃肠造瘘。一般管内接负压吸引,外管为通气管。

(1) 通气管需空气净化滤过。

(2) 保持引流通畅。

(3) 应选择质地柔软,刺激性小的引流管。

(4) 压力不应过大,否则易造成组织出血。

【实训作业】

完成一份实训报告。

【评分标准】(表10-3)

表10-3 普通腹腔引流管操作评分标准

项目	要求	分值	得分	备注
素质要求(6分)	服装整洁、举止端庄	3		
	语言柔和、动作轻稳	3		

续表

项目	要求	分值	得分	备注
操作前准备（18分）	评估病人病情	5		
	抄对医嘱，擦治疗车、治疗盘	5		
	洗手，戴口罩	3		
	备齐用物	5		
操作过程（20分）	核对、解释、摆好病人体位、取得病人配合	5		
	观察引流是否通畅	15		
操作后处理（31分）	妥善固定，长度合适，无扭曲、无折叠	5		
	告知病人注意事项，加强与患者的交流接触	5		
	协助病人取舒适体位	3		
	清理用物，整理床单位	3		
	观察、测定引流液并记录	5		
	处理引流液	5		
	处理其他污物，用物擦净放回原处	5		
熟练程度（13分）	洗手、脱口罩，正确记录	3		
	动作轻巧、稳当、准确	5		
	顺序清晰	5		
理论提问（12分）	腹腔引流期间的护理注意事项	6		
	引流的目的	6		
总分		100		

四、三腔二囊管的护理

【实训目标】

1. 能说出三腔二囊管引流的目的及其护理要点。
2. 能正确进行三腔二囊管护理操作，操作中严格遵守无菌操作原则。

【实训用物】

操作用物：石蜡油、治疗碗、注射器、生理盐水、剪刀、支撑架、滑轮、砝码、三腔二囊管。

【实训方法】

1. 集中讲解三腔二囊管的目的，示范三腔二囊管护理的方法。
2. 学生分组练习操作，教师巡视指导并及时纠正错误。
3. 学生演示，集中反馈、小结。

【操作流程】

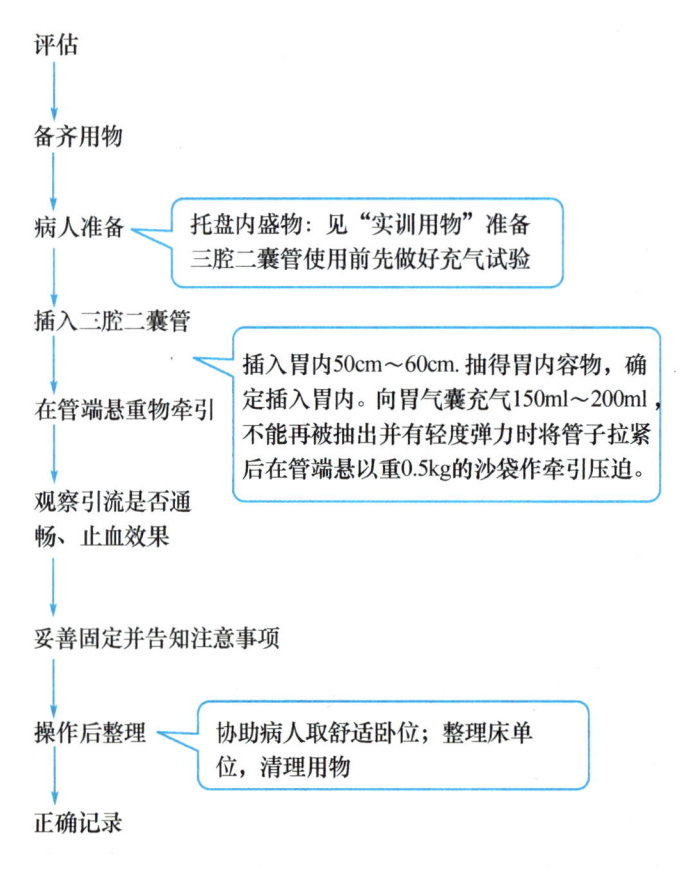

评估
↓
备齐用物
↓
病人准备 ← 托盘内盛物：见"实训用物"准备
　　　　　　三腔二囊管使用前先做好充气试验
↓
插入三腔二囊管
↓
在管端悬重物牵引 ← 插入胃内50cm～60cm，抽得胃内容物，确定插入胃内。向胃气囊充气150ml～200ml，不能再被抽出并有轻度弹力时将管子拉紧后在管端悬以重0.5kg的沙袋作牵引压迫。
↓
观察引流是否通畅、止血效果
↓
妥善固定并告知注意事项
↓
操作后整理 ← 协助病人取舒适卧位；整理床单位，清理用物
↓
正确记录

【护理注意事项】

1. 三腔二囊管使用前先做好充气试验，检查气囊是否有漏气后抽尽囊内气体。并向病人做好解释工作，以取得配合。

2. 抽空气囊后，涂上石蜡油，插入胃内 50～60cm，抽得胃内容物，确定插入胃内为止。向胃气囊充气 150～200ml，再将管向外抽提，感觉管子不能再被抽出并有轻度弹力时将管子拉紧。后在管端悬以重 0.5kg 的沙袋作牵引

压迫。接着观察止血效果，如仍有出血，再向食管充气100~150ml。

3. 用一条脱脂棉垫，靠近鼻翼处绕在三腔二囊管上，再用一条胶布，先贴近脱脂棉下缘紧绕三腔二囊管缠2~3圈，然后呈螺旋形向上缠绕在脱脂棉上，贴近鼻翼处要以脱脂棉接触，避免直接接触皮肤。

4. 放置三腔二囊管后，应及时、间断抽胃内容物，必要时可用生理盐水反复灌洗，观察胃内有无血吸出，判断止血效果。

5. 三腔二囊管时间一般放置时间不宜超过72h，否则，可使食管到胃底受压迫时间长而发生溃烂、坏死，同时要每隔12h，将气囊放气10~20ml。如有出血即再充气压迫。

6. 三腔二囊管一般放置24~36h，如确定出血停止，放松牵引，放出囊内气体，可先排空食管气囊，再观察12~16h，管的外端不固定，保留管道继续观察24h，如有再有出血可随时将管牵出，再次压迫止血。如确已止血，则先给患者口服石蜡油15~20ml，然后慢慢将管拔出。

【实训作业】

完成一份实训报告。

【评分标准】（表10-4）

表10-4　三腔二囊管管操作评分标准

项目	要求	分值	得分	备注
素质要求（4分）	服装整洁、举止端庄	2		
	语言柔和、动作轻稳	2		
操作前准备（14分）	评估病人病情	2		
	抄对医嘱，擦治疗车、治疗盘	2		
	洗手，戴口罩	2		
	备齐用物	3		
	检查外袋是否漏气及是否在有效期内和气囊是否漏气	5		
操作过程（37分）	核对、解释、摆好病人体位、取得病人配合	2		
	在无菌操作下置入三腔二囊管	15		
	向气囊充气	10		
	在管端接重物牵引	5		
	及时、间断抽吸胃内容物并定时气囊放气	5		

续表

项目	要求	分值	得分	备注
操作后处理（24分）	妥善固定，长度合适，无扭曲、无折叠	5		
	告知病人注意事项，加强与患者的交流接触	5		
	协助病人取舒适体位	2		
	清理用物，整理床单位	2		
	观察、测定引流液量并记录	5		
	抽空气囊、拔管	5		
熟练程度（9分）	洗手、脱口罩，正确记录	2		
	动作轻巧、稳当、准确	2		
	顺序清晰	5		
理论提问（12分）	三腔二囊管引流期间的护理注意事项	6		
	引流的目的	6		
总分		100		

第十一章

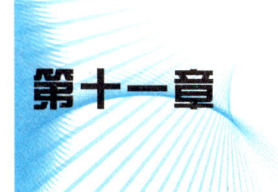

动物手术实训（示教）

【实训目标】

1. 通过动物手术来模拟手术室环境，综合检验无菌术、无菌技术操作、手术基本操作及器械的正确使用。

2. 巩固器械台管理和器械传递、手术中配合操作（器械护士主要职责）。

3. 能正确、熟练协助主刀、助手、器械护士、麻醉师进行手术台下的配合工作（巡回护士主要职责）。

4. 熟悉开腹和关腹操作要点；了解脾切除术、阑尾切除术、肠切除术的操作要点。

5. 操作中表现出严格的无菌观念、严谨的工作态度、团队合作的精神、生命第一的观点。

【实训用物】

操作用物：万能手术床、无影灯、器械台、动物犬、5% GNS1000ml、3%异戊苯巴比妥钠麻醉药、输液装置、30ml注射器、0.5%碘伏、腹部无菌手术包、无菌手术衣和手套、无菌持物钳、备皮装置、绷带、敷料包等。

【实训方法】

1. 教师分别担任主刀、第一助手、器械护士（指导者）和麻醉师，学生担任学习各角色备份。

2. 示教围绕护士在手术中的配合展开，重点是开腹和关腹操作配合；并示范犬的脾脏切除术、阑尾切除术、小肠切除吻合术。

3. 学生分组练习操作，教师巡视指导。

4. 学生回示，集中反馈、小结。

【操作流程】

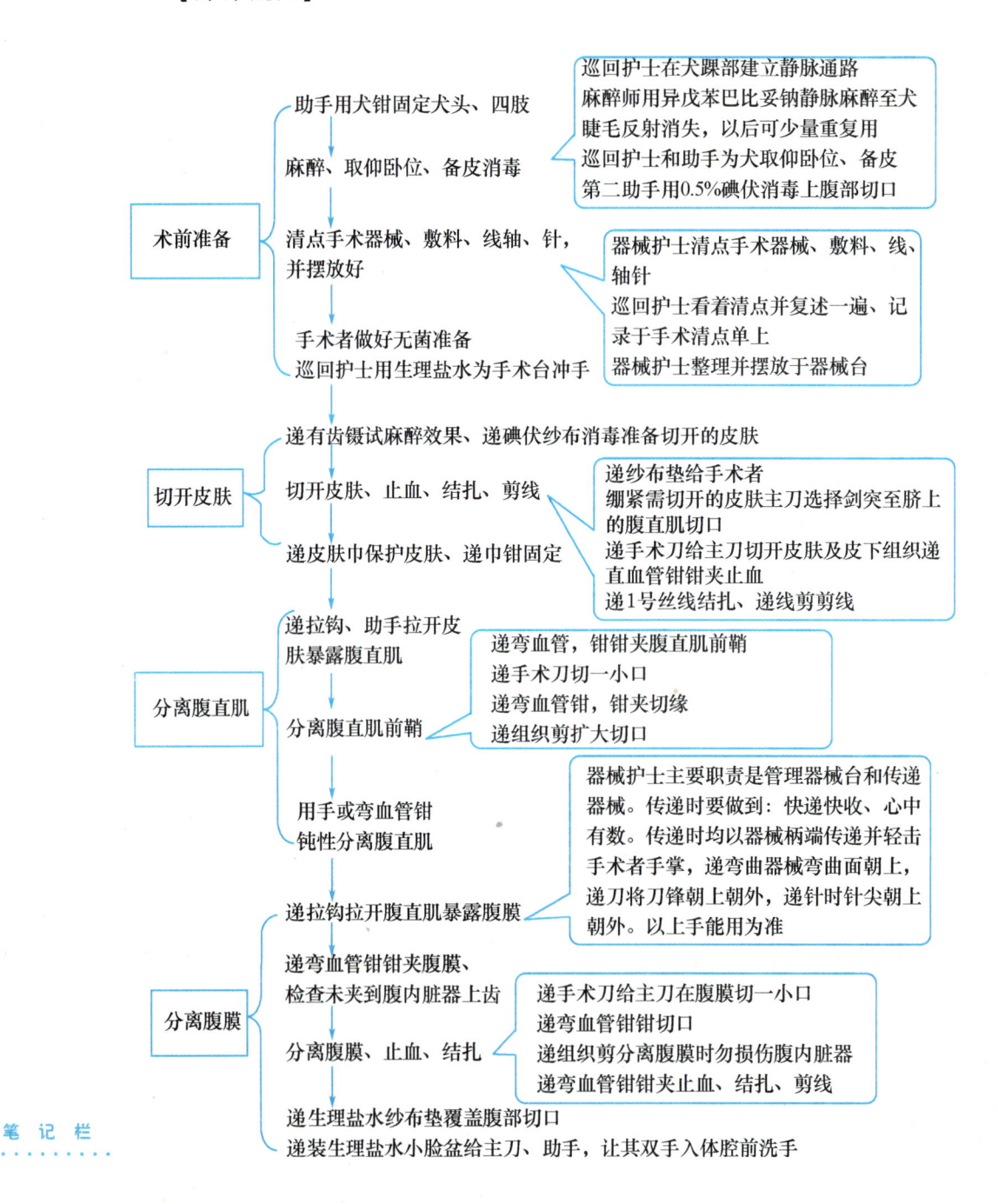

术前准备
- 助手用犬钳固定犬头、四肢
- 麻醉、取仰卧位、备皮消毒
  - 巡回护士在犬踝部建立静脉通路
  - 麻醉师用异戊苯巴比妥钠静脉麻醉至犬睫毛反射消失，以后可少量重复用
  - 巡回护士和助手为犬取仰卧位、备皮
  - 第二助手用0.5%碘伏消毒上腹部切口
- 清点手术器械、敷料、线轴、针，并摆放好
  - 器械护士清点手术器械、敷料、线、轴针
  - 巡回护士看着清点并复述一遍、记录于手术清点单上
  - 器械护士整理并摆放于器械台
- 手术者做好无菌准备
- 巡回护士用生理盐水为手术台冲手

切开皮肤
- 递有齿镊试麻醉效果、递碘伏纱布消毒准备切开的皮肤
- 切开皮肤、止血、结扎、剪线
  - 递纱布垫给手术者
  - 绷紧需切开的皮肤主刀选择剑突至脐上的腹直肌切口
  - 递手术刀给主刀切开皮肤及皮下组织递直血管钳钳夹止血
  - 递1号丝线结扎、递线剪剪线
- 递皮肤巾保护皮肤、递巾钳固定

分离腹直肌
- 递拉钩、助手拉开皮肤暴露腹直肌
- 分离腹直肌前鞘
  - 递弯血管，钳钳夹腹直肌前鞘
  - 递手术刀切一小口
  - 递弯血管钳，钳夹切缘
  - 递组织剪扩大切口
- 用手或弯血管钳钝性分离腹直肌

  器械护士主要职责是管理器械台和传递器械。传递时要做到：快递快收、心中有数。传递时均以器械柄端传递并轻击手术者手掌，递弯曲器械弯曲面朝上，递刀将刀锋朝上朝外，递针时针尖朝上朝外。以上手能用为准

分离腹膜
- 递拉钩拉开腹直肌暴露腹膜
- 递弯血管钳钳夹腹膜、检查未夹到腹内脏器上齿
- 分离腹膜、止血、结扎
  - 递手术刀给主刀在腹膜切一小口
  - 递弯血管钳钳切口
  - 递组织剪分离腹膜时勿损伤腹内脏器
  - 递弯血管钳钳夹止血、结扎、剪线
- 递生理盐水纱布垫覆盖腹部切口
- 递装生理盐水小脸盆给主刀、助手，让其双手入体腔前洗手

一、脾脏切除术

探查处理病灶游离切除脾脏
- 游离牵引脾脏 — 主刀做腹腔病灶的探查：在犬的左侧腹腔中部可见脾脏，用无齿卵圆钳轻轻夹住脾脏可将脾脏拉出腹腔
- 递盐水纱布垫保护周围脏器、深部拉钩充分暴露手术野
- 分离脾结肠韧带和脾胃韧带
- 离断脾蒂的脾A和脾V及分支 — 器械护士重复递两把大血管钳和组织剪。主刀、一助在血管两端上钳、组织剪剪断。递4号丝线再结扎脾动脉和脾静脉及其分支。近心端大血管采用4号丝线双重结扎或缝合结扎。递弯盘承接切下的阑尾
- 手术结束检查脾窝、未发现活动性出血及渗血把结扎牢固的近端血管放回腹腔、否则大出血有生命危险（脾切除作为外科处理大血管的典型例子示教）

缝合腹膜关闭体腔
- 器械护士和巡回护士再次清点手术器械、敷料、线轴、针准确无误方可关腹
- 缝合腹膜、关闭体腔 — 递拉钩拉开腹直肌，充分暴露腹膜 主刀和助手在腹膜切缘、腹膜两夹角端上弯血管钳 递穿7号丝线、大圆针作连续外翻缝合

缝合腹直肌前鞘
- 递拉钩拉开皮肤暴露腹直肌前鞘（腹直肌肌层一般不需缝合）
- 递无齿镊、穿4号丝线的圆针做腹直肌前鞘单纯间断缝合

缝合皮肤并固定
- 撤离皮肤巾、巾钳，递碘伏纱布消毒切口周围皮肤
- 递有齿镊、穿1号丝线的三角针做皮肤单纯间断缝合
- 递有齿镊对皮、使皮肤切缘外翻，再次消毒并挤去皮下积血
- 递碘伏纱布覆盖皮肤切缘
- 巡回护士覆盖无菌敷料或敷贴固定 — 巡回护士主要职责是在手术台下的配合，及负责对外联系，工作范围更广。台下配合：观察病情、配合抢救、维持输液通畅，添加清点记录手术物品

术后整理
- 器械护士收回器械清洗、擦干、上石蜡油
- 巡回护士送患者回病房、整理手术间 — 巡回护士清点患者带来的物品，与麻醉者共同送患者回病房，并向值班护士详细交接；整理手术间，清洁消毒用物。与器械护士在手术清点单签名
- 再次清点器械（二人三清点）

二、阑尾切除术

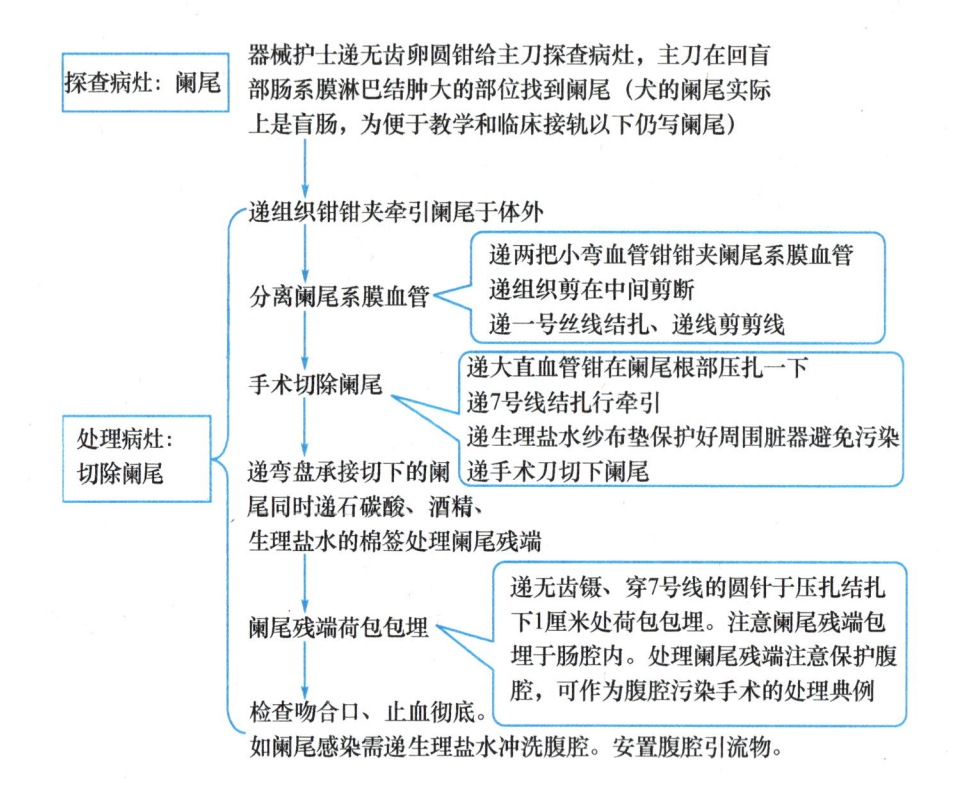

探查病灶：阑尾 — 器械护士递无齿卵圆钳给主刀探查病灶，主刀在回盲部肠系膜淋巴结肿大的部位找到阑尾（犬的阑尾实际上是盲肠，为便于教学和临床接轨以下仍写阑尾）

↓

处理病灶：切除阑尾

- 递组织钳钳夹牵引阑尾于体外
- 分离阑尾系膜血管
  - 递两把小弯血管钳钳夹阑尾系膜血管
  - 递组织剪在中间剪断
  - 递一号丝线结扎、递线剪剪线
- 手术切除阑尾
  - 递大直血管钳在阑尾根部压扎一下
  - 递7号线结扎行牵引
  - 递生理盐水纱布垫保护好周围脏器避免污染
  - 递手术刀切下阑尾
- 递弯盘承接切下的阑尾同时递石碳酸、酒精、生理盐水的棉签处理阑尾残端
- 阑尾残端荷包包埋
  - 递无齿镊、穿7号线的圆针于压扎结扎下1厘米处荷包包埋。注意阑尾残端包埋于肠腔内。处理阑尾残端注意保护腹腔，可作为腹腔污染手术的处理典例
- 检查吻合口、止血彻底。
- 如阑尾感染需递生理盐水冲洗腹腔。安置腹腔引流物。

三、小肠切除吻合术

小肠切除吻合术基本步骤同脾切除术，不同的为探查处理病灶，叙述如下。

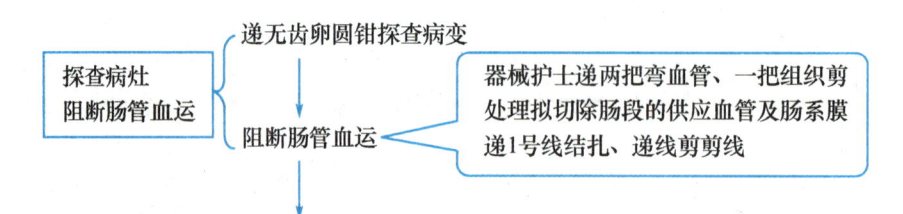

探查病灶 阻断肠管血运

- 递无齿卵圆钳探查病变
- ↓
- 阻断肠管血运
  - 器械护士递两把弯血管、一把组织剪
  - 处理拟切除肠段的供应血管及肠系膜
  - 递1号线结扎、递线剪剪线

↓

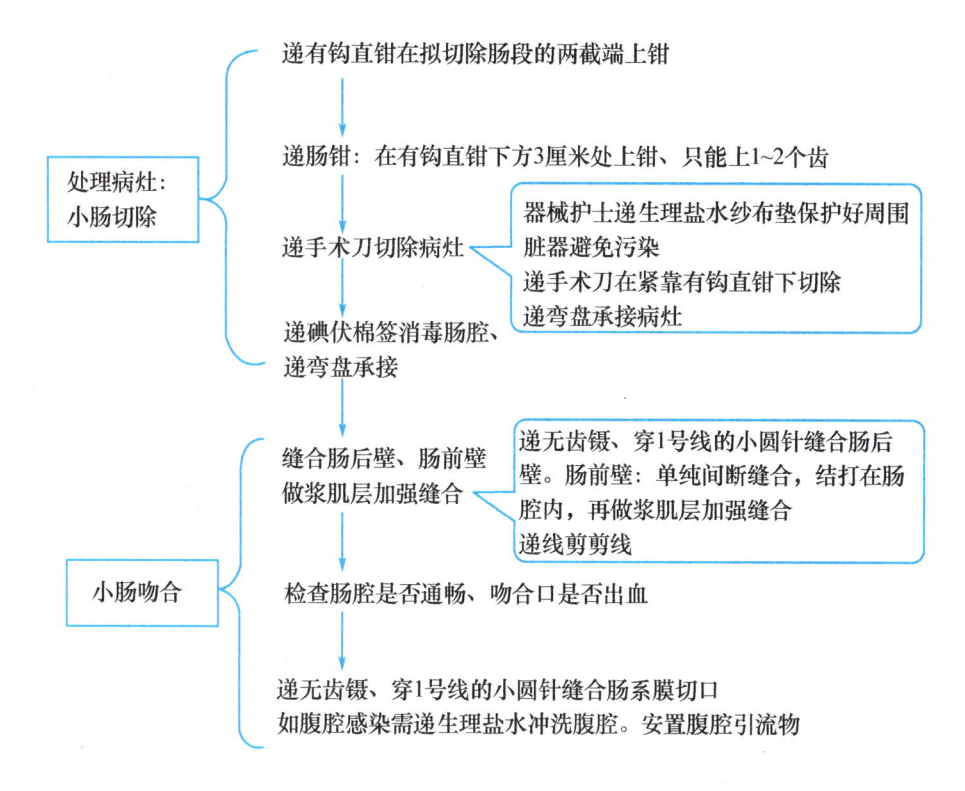

```
处理病灶:     ┌─ 递有钩直钳在拟切除肠段的两截端上钳
小肠切除      │
              ├─ 递肠钳：在有钩直钳下方3厘米处上钳、只能上1~2个齿
              │
              ├─ 递手术刀切除病灶 ── 器械护士递生理盐水纱布垫保护好周围
              │                       脏器避免污染
              │                       递手术刀在紧靠有钩直钳下切除
              │                       递弯盘承接病灶
              │
              └─ 递碘伏棉签消毒肠腔、
                 递弯盘承接

小肠吻合    ┌─ 缝合肠后壁、肠前壁 ── 递无齿镊、穿1号线的小圆针缝合肠后
              │  做浆肌层加强缝合     壁。肠前壁：单纯间断缝合，结打在肠
              │                       腔内，再做浆肌层加强缝合
              │                       递线剪剪线
              │
              ├─ 检查肠腔是否通畅、吻合口是否出血
              │
              └─ 递无齿镊、穿1号线的小圆针缝合肠系膜切口
                 如腹腔感染需递生理盐水冲洗腹腔。安置腹腔引流物
```

【实训作业】

完成一份实训报告。

【实训意义】

本次动物手术示教的主要目的不只是学习某一种手术如何做，而特别要求与上几次实训（无菌技术、消毒铺巾、缝合打结、器械识别、器械台管理）的连贯性，严格要求同学按无菌技术的规范操作及手术基本技术准确熟练地操作。本次虽为示教性质，但仍注意让同学多操作，让同学轮换位置，每人都有一定的机会。并让学生分组操作：高护班的护生和临床医学系的学生联台配合手术，增加同学们动手能力和实战经验，培养了严格的无菌观念、严谨的工作态度、团队合作的精神、树立了生命第一的观点。减少了临床的不适宜期，为培养实用型人才搭建了一个平台。

第二篇 见习结合实践操作项目

第十二章

手术前护理工作

【见习目的】

1. 熟悉手术前心理护理内容和手术前病人的评估。
2. 掌握如何进行手术前健康宣教及手术前皮肤准备。
3. 掌握手术前采血和皮肤过敏试验。
4. 掌握如何与病人进行有效沟通。

【见习内容】

1. 手术前病人的评估。
2. 手术前健康宣教的内容及方法。
3. 手术前皮肤准备、采血和皮肤过敏试验的方法。
4. 手术前与病人沟通的方法。
5. 指导见习学生书写见习报告。

【手术前护理质量控制流程】

手术前护理质量控制如下:

> 通过心理护理,解除患者手术前的紧张恐惧心理,以便更好配合手术

> 护士对患者手术情况要全面了解,注意有无上呼吸道感染、发热及女性月经来潮现象,出现异常情况,要及时向医生报告,以便推迟手术

第十二章 手术前护理工作　73

```
┌─────────────────────────────────────────────────────────┐
│ 患者心理、生理、精神状态良好，病理紊乱得到纠正，无任何不适时准备手术 │
└─────────────────────────────────────────────────────────┘
                            ↓
┌─────────────────────────────────────────────────────────┐
│ 做好患者术前卫生处置、沐浴、备皮、更衣等。做好有关药物过敏试验，│
│ 执行手术前用药医嘱                                        │
└─────────────────────────────────────────────────────────┘
                            ↓
┌─────────────────────────────────────────────────────────┐
│ 按医嘱做好术前治疗护理处置，并执行标准化、规范化操作，如禁食、导 │
│ 尿和灌肠等                                                │
└─────────────────────────────────────────────────────────┘
                            ↓
┌─────────────────────────────────────────────────────────┐
│ 手术前测量生命体征并作好记录，检查各项术前准备工作是否准备充分  │
└─────────────────────────────────────────────────────────┘
                            ↓
┌─────────────────────────────────────────────────────────┐
│ 患者的贵重物品（手机、手饰、现金）在病房里就要留给或交给患者自己 │
│ 的家属保管                                                │
└─────────────────────────────────────────────────────────┘
                            ↓
┌─────────────────────────────────────────────────────────┐
│ 与手术室护士做好交接工作，由手术室护士接送患者至手术室，必要时病房护 │
│ 士一同护送                                                │
└─────────────────────────────────────────────────────────┘
                            ↓
┌─────────────────────────────────────────────────────────┐
│ 根据手术大小、病情轻重、术后需要等，准备好床单元用物或安排好重  │
│ 症监护病房                                                │
└─────────────────────────────────────────────────────────┘
```

【相关理论】

（一）手术前护理评估

1. 一般资料。
2. 既往史及健康状况。
3. 病人心理状况。
4. 询问亲属对手术的看法是否支持、关心程度及经济承受能力。
5. 对病人的手术耐受性、实验室检查结果及重要脏器功状况，进行全面评估。

（二）手术前护理措施

1. 做好心理准备　消除"未知"，增强病人的控制感。对患者进行术前

笔记栏

健康宣教，介绍手术名称、手术时间、麻醉方法，让患者了解术前各项准备的目的和意义，介绍有关疾病和手术前后的配合知识，以及常见的手术后不适及并发症的预防和处理。

2. 环境准备。

3. 身体准备　帮助病人完善各种检查，增强抵抗力，加强营养，促进休息和睡眠。

4. 皮肤准备　做好手术前备皮准备，原则上应超过切口范围四周各15～20cm以上。

5. 呼吸道准备　戒烟、练习深呼吸、咳嗽、有效咳痰、控制炎症等。

6. 胃肠道准备　主要目的是减少麻醉引起的呕吐、误吸、甚至窒息，包括术前12小时禁食、6小时禁饮、灌肠、放置胃管、练习排便。

7. 其他　常规进行药物过敏试验，做好配血工作，术日晨若病人体温升高或月经来潮，及时通知医师，必要时推迟手术。

【见习准备】

护士服、口罩、帽子。

【见习流程】

1. 由带教老师选定阑尾炎、肠梗阻、胆囊炎、腹外疝、胃癌、乳腺癌等手术前病人。

2. 学生每8～10人一组，在带教老师的指导下，进行手术前健康宣教宣传。

3. 学生每8～10人一组，在带教老师的指导下，操作手术前皮肤准备的方法。

4. 学生每8～10人一组，在带教老师的指领下，见习术前谈话，手术前采血、备血、皮肤过敏试验。

5. 见习后要求每位学生写一份见习报告。

【见习报告】

1. 根据所得的资料记录一份与手术前病人沟通交流的笔记。

2. 写一份见习心得体会。

3. 教师对该学生所交作业进行评价。

第十三章

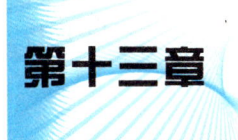

手术室护理工作

【见习目的】

1. 熟悉手术室的基本布局。
2. 掌握洗手护士和巡回护士的工作职责。
3. 完成手术室见习报告的书写。

【见习内容】

1. 参观手术室。
2. 常用手术体位的安置。
3. 参观学习洗手护士及巡回护士的工作流程。
4. 指导见习学生书写见习报告。

【相关理论】

(一) 洗手（手术）护士工作

1. 手术前一日

(1) 手术前一日，认真准备手术所需的器械、敷料、一次性用物、各种仪器设备等，并检查所备物品是否有效。

(2) 了解病人情况，做到心中有数，必要时参加术前讨论，充分了解手术步骤。

2. 手术当日

(1) 再次查阅病历，了解病情及手术步骤，如有特殊情况及时做好补救工作。

（2）再次检查手术所需物品是否备齐，准备开包。

（3）打开无菌敷料包。检查敷料包，指示带变色是否达到灭菌要求，包装是否完整、干燥，按步骤打开敷料包，用无菌持物钳取出包内灭菌指示卡，检查指示卡变色是否符合要求。

（4）按手术所需添加物品。

（5）提前20分钟手消毒，穿手术衣，戴无菌手套，检查各无菌物品的指示卡是否有效，并将指示卡交巡回护士黏贴在护理记录单上。

（6）根据各专科手术要求，整理无菌台，检查器械物品，与巡回护士、第二助手共同准确清点器械、小纱布、纱垫、缝针、缝线等，并由巡回护士记录，手术护士及第二助手再次核对物品记录单，严防异物遗留。

（7）协助第一助手消毒，铺巾。

（8）手术进行中密切注意手术进程及需要，主动灵活传递所需的手术器械、敷料、缝针等，有责任引导医师正确使用器械、缝针、缝线、引流用物等。

（9）严格无菌操作，保持无菌台及手术区清洁、整齐、干燥。

（10）保持手术台面干燥、整洁，用过的线头应及时收集入无菌垃圾袋内，不得乱扔乱放。

（11）妥善保管标本组织，防止遗失，术毕及时将标本入袋，与手术医师填妥的病理标本送检单一起送检，并有病理标本送检本上登记。

（12）术后及时清理手术器械及用物，防止遗留在手术间内。包括：①病人清醒拔管后，更换吸引器管道缠绕归位，用过的吸引瓶、引流袋密闭放入医用垃圾袋，由保洁人员统一处理。②计量后放掉尿液，记录尿量并告知麻醉医师。③将电刀笔取下擦拭干净后缠好，与灯柄和器械一起放入器械箱送供应室。④用过的纱垫、废弃物分别放入医用垃圾袋内，缝针、刀片等尖锐物品放入锐器收集盒内。⑤包布、桌布以及用过的布类敷料放入污衣袋内送洗。

（13）整理补充手术间内物品，归还借物。

（二）巡回护士工作

1. 术前准备

（1）准备手术用物。

(2) 准备手术体位用品及各种手术仪器、设备。

(3) 准备手术间内一切用物，准备迎接手术病人。

2. 迎接病人

(1) 晨交班后，在手术室等候区迎接病人，查对病人，接病人入手术室。

(2) 进手术间后再次详细查对病人，安慰鼓励病人。

(3) 建立静脉输液通道，根据具体情况及手术部位正确选择输液穿刺部位。

(4) 连接吸引装置，确认吸引通畅有效后，将吸引端放于病人头侧，方便麻醉医生随时使用。术毕待病人清醒、拔管、安全送出手术间后，才能关闭吸引器。

(5) 协助麻醉医生摆好麻醉体位，及时供应所需药品、物品等。

(6) 与手术医生、麻醉医生共同安置手术体位，安置过程中动作轻柔，用力协调一致，防止发生组织损伤及体位性低血压等。

(7) 调节无影灯至最佳位置。

(8) 与洗手护士、手术第二助手共同清点，记录各种手术用物。

(9) 手术开台，协助手术医生穿手术衣，正确连接各种管道、连线，调节术中所需仪器设备。

(10) 手术开始后密切观察病情变化，着重观察病人体位是否正确，肢体、神经、大血管是否受压；保持尿管、引流管、静脉输液通道等通畅，监督正确执行无菌操作，发现有违反无菌原则者，应立即纠正。

(11) 准确执行术中医嘱。

(12) 完整、正确、有效填写各类记录单，"手术护理记录单"与"手术物品清点记录单"术后放入病历，"开费本"填妥并核对后及时送交护士站，"器械交接单"交手术护士核查并签字后随器械送供应室。

(13) 填写病人交接记录单，病人拔管、病情平稳后随麻醉医师一起将病人送回病房。护士在车后端推病人，麻醉医师在病人头端观察病情。如有特殊情况应重点向病房护士交代，交接病人时注意交接病人财产、皮肤情况、输液通道和各种引流管等。

(14) 保证接台手术衔接得当，巡回护士提前20~30分钟通知病房作好术前准备，根据手术进展情况及时接病人，待手术间清场结束后，手术病进入手术间。

（15）术后还原物品，整理手术间。做到以下几点：①术后及时通知保洁人员清洁手术间。②整理手术间，按要求将各类物品归位。③检查各类仪器装置是否完整，体位物品干净整齐入柜，用过的止血带及时送出。④补充柜内物品，检查其有效日期，并按过期日期先后摆放。

（16）若手术仪器、物品有损坏、丢失，应及时与维修人员联系或寻找，必要时报告并记录在"维修登记本"上，及时落实维修情况，确保下一班正常使用。

（17）特殊感染、污染手术按有关规定处理手术间及用物。

（18）手术进行中如需调换巡回护士时，须做好现场交班与记录，必要时通知手术者和麻醉医师。

附二 手术室工作的流程图

1. 洗手护士工作流程图

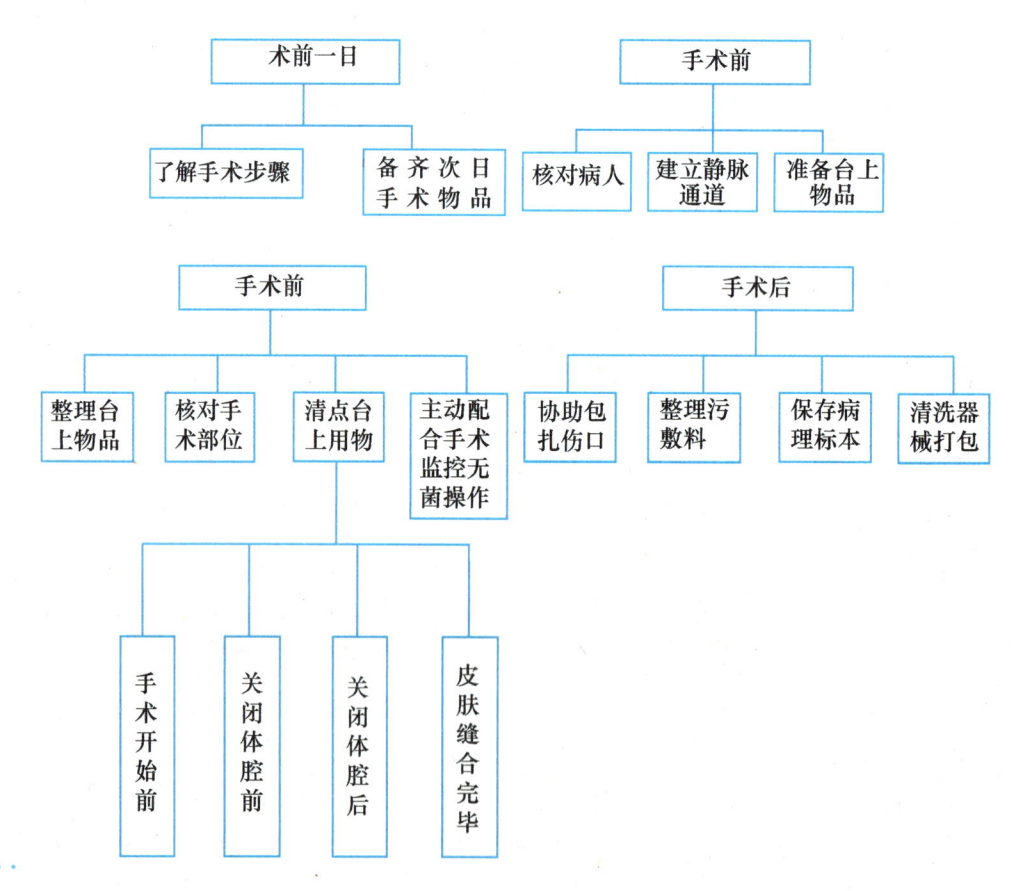

2. 巡回护士工作流程图

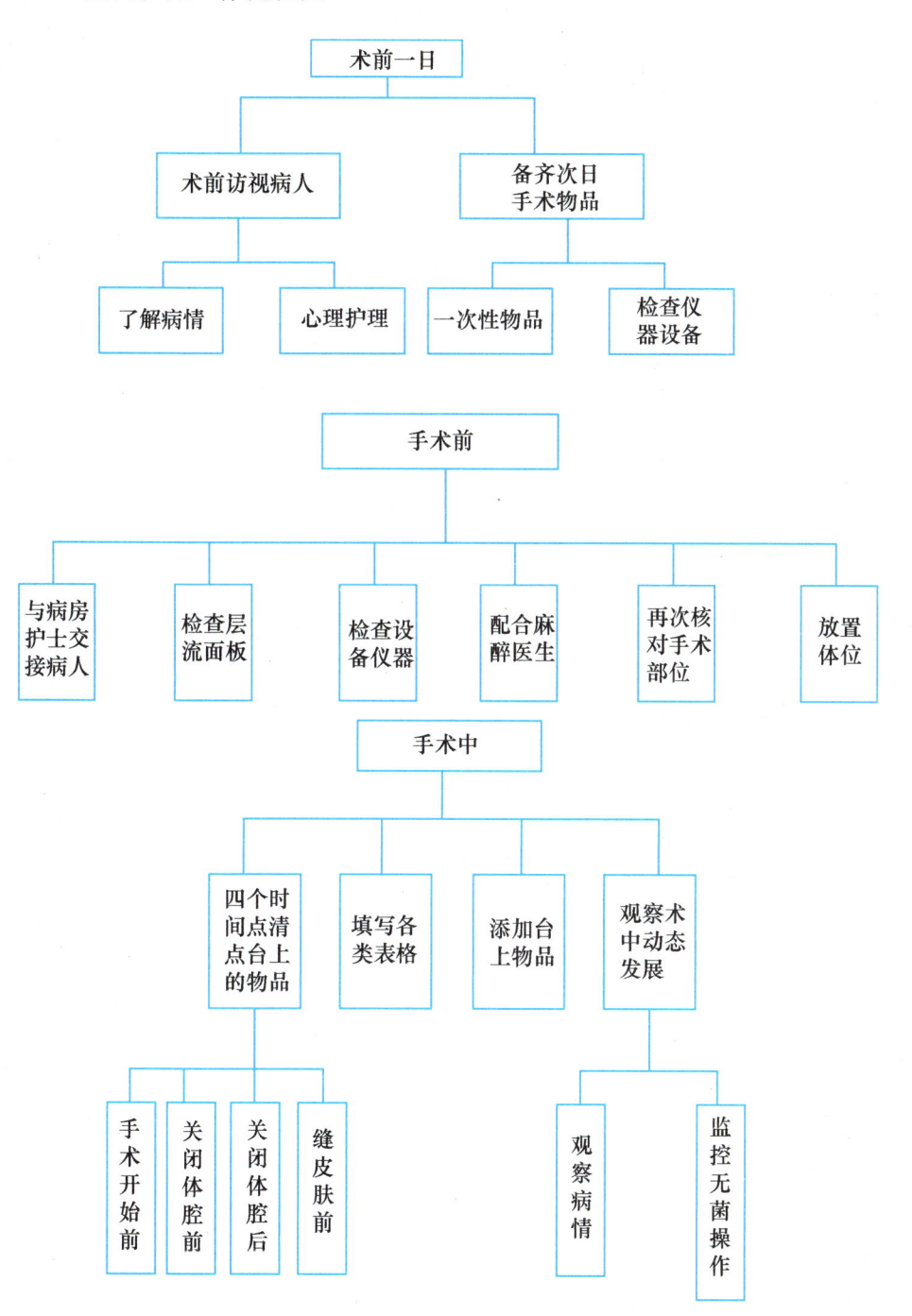

```
                              术前一日
                                 │
                ┌────────────────┴────────────────┐
            术前访视病人                      备齐次日手术物品
                │                                  │
          ┌─────┴─────┐                      ┌─────┴─────┐
       了解病情     心理护理                一次性物品    检查仪器设备
```

```
                              手术前
                                 │
        ┌──────────┬──────────┬──┴──────┬──────────┬──────────┐
   与病房护士    检查层      检查设备    配合麻醉    再次核对    放置
   交接病人     流面板       仪器        医生       手术部位    体位
```

```
                              手术中
                                 │
          ┌──────────────┬───────┴───────┬──────────────┐
      四个时间点清       填写各          添加台         观察术中
      点台上的物品       类表格          上物品         动态发展
            │                                              │
   ┌────┬───┴──┬────┐                                 ┌────┴────┐
 手术   关闭   关闭   缝皮                           观察      监控无菌
 开始   体腔   体腔   肤前                           病情      操作
  前    前     后
```

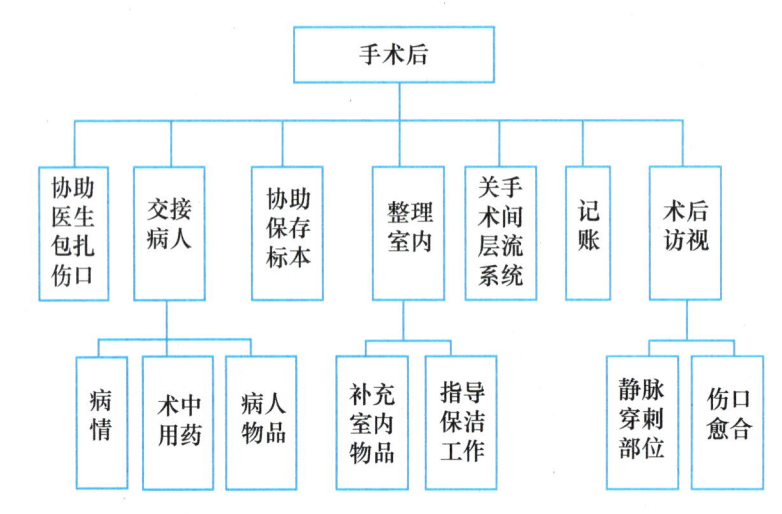

```
                              手术后
    ┌──────┬──────┬──────┬──────┬──────┬──────┐
 协助医生  交接   协助保存  整理   关手术间  记账   术后
 包扎伤口  病人   标本     室内   层流系统         访视
           ┌──┬──┐        ┌──┬──┐          ┌──┬──┐
          病情 术中 病人   补充 指导        静脉 伤口
               用药 物品   室内 保洁        穿刺 愈合
                          物品 工作        部位
```

3. 手术标本去向流程图

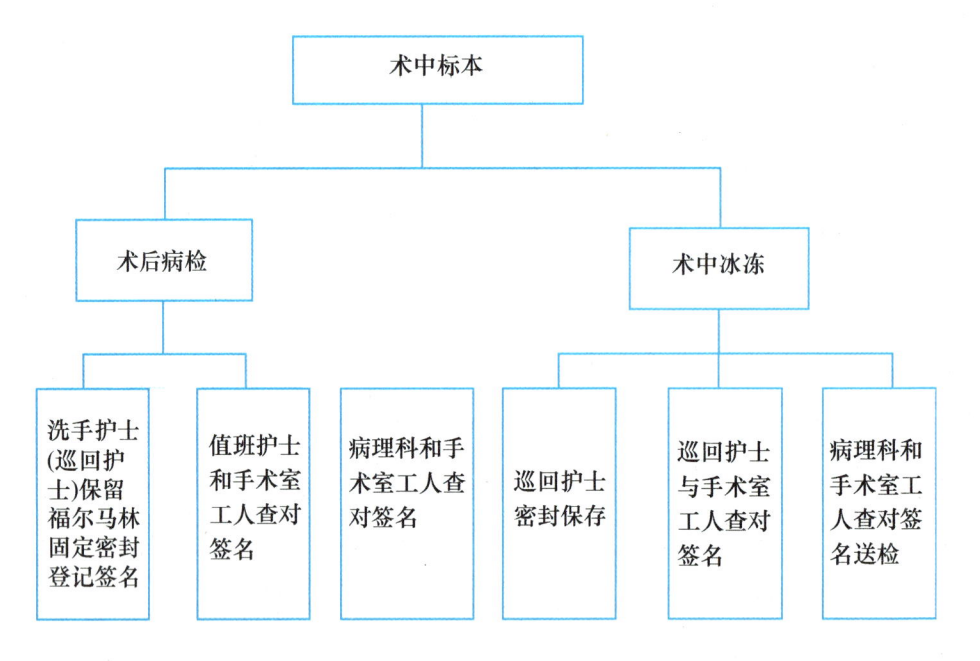

```
                    术中标本
           ┌──────────┴──────────┐
        术后病检                术中冰冻
    ┌──────┼──────┐        ┌──────┼──────┐
 洗手护士  值班护士  病理科和   巡回护士   巡回护士   病理科和
 (巡回护士) 和手术室  手术室工   密封保存   与手术室   手术室工
 保留福尔  工人查对  人查对签             工人查对   人查对签
 马林固定  签名      名                   签名       名送检
 密封登记
 签名
```

笔 记 栏

4. 手术室接病人流程图

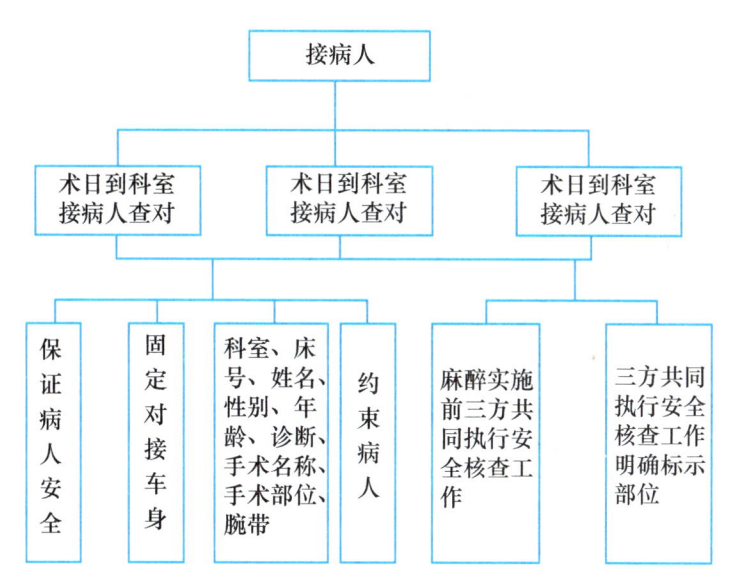

```
接病人
├─ 术日到科室接病人查对
│   ├─ 保证病人安全
│   ├─ 固定对接车身
│   ├─ 科室、床号、姓名、性别、年龄、诊断、手术名称、手术部位、腕带
│   └─ 约束病人
├─ 术日到科室接病人查对
│   └─ 麻醉实施前三方共同执行安全核查工作
└─ 术日到科室接病人查对
    └─ 三方共同执行安全核查工作明确标示部位
```

5. 手术室送病人流程图

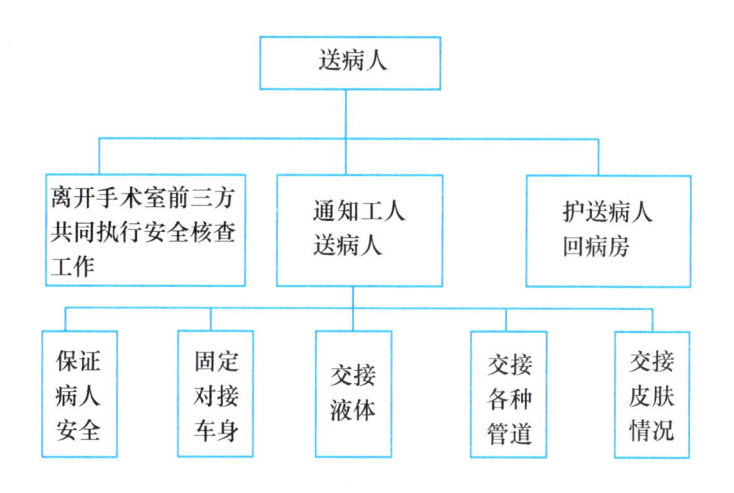

```
送病人
├─ 离开手术室前三方共同执行安全核查工作
│   ├─ 保证病人安全
│   └─ 固定对接车身
├─ 通知工人送病人
│   ├─ 交接液体
│   └─ 交接各种管道
└─ 护送病人回病房
    └─ 交接皮肤情况
```

【见习准备】

护士服、口罩、帽子，剪短手指甲，不准佩戴首饰，不准涂指甲油。

【见习流程】

1. 由带教老师选定不同手术部位的病人若干例。

2. 学生每8~10人一组在带教老师的带领下见习手术室基本布局。

3. 学生每8~10人一组在带教老师的带领下见习洗手护士和巡回护士的工作。

4. 通过观察录像进一步了解某种手术的护理配合。

5. 每位学生写一份见习报告

【见习报告】

1. 根据见习所得的资料记录一份手术记录。

2. 写一份见习心得体会。

3. 教师对该生所交作业进行评价。

【思考题】

1. 洗手护士的工作职责。

2. 巡回护士的工作职责。

第十四章

手术后护理工作

【见习目的】

1. 熟悉手术后病人的一般护理评估要点。
2. 了解常见的术后护理诊断/问题，术后一般护理措施。
3. 护理术后病人时应表现出高度的同情心，并安慰、鼓励病人，做好康复指导。
4. 掌握手术后病人护理见习报告的书写方法。

【见习内容】

1. 手术后病人的一般护理评估要点。
2. 手术后一般护理措施。
3. 指导见习学生书写见习报告

【手术后护理质量控制流程】

手术后护理质量控制如下：

病房护士准备迎接患者安全返回病房，护士应祝贺患者手术成功

↓

及时正确连接好各种管道，测量生命体征，或连接好监护导线进行连续监测

↓

采取合适体位使患者安全、舒适。及时为患者消除术后疼痛不适等症状

↓

```
┌─────────────────────────────────────────────────────────────────────┐
│ 保持各种管道通畅、保持敷料清洁，做好基础护理，防止并发症发生        │
└─────────────────────────────────────────────────────────────────────┘
                                    ↓
┌─────────────────────────────────────────────────────────────────────┐
│ 注意休息、加强营养、增强体质，观察伤口变化，促进伤口愈合            │
└─────────────────────────────────────────────────────────────────────┘
                                    ↓
┌─────────────────────────────────────────────────────────────────────┐
│ 向患者宣传健康知识，让患者掌握相关疾病的知识、护理要点，能进行自我保护 │
└─────────────────────────────────────────────────────────────────────┘
```

【相关理论】

（一）术后护理评估

1. 患者实施的手术名称、麻醉方法，手术过程是否顺利，生命体征是否平稳，手术中输液和用药情况。
2. 术后患者舒适状态的改变，可能出现的并发症。
3. 患者术后的心理状态的变化。
4. 术后患者的饮食情况改变。
5. 对自身康复知识的认识程度，有关活动知识的了解情况。

（二）护理诊断/问题

1. 疼痛不适　与手术创伤有关。
2. 体液不足　与手术创伤、术中出血、失液有关。
3. 营养失调　与手术创伤、禁食或饮食不足、术后消耗过多有关。
4. 潜在感染的危险　与手术创伤、免疫力低下、营养缺乏有关。
5. 潜在并发症的危险　有应急性溃疡、切口感染、内出血等。
6. 知识缺乏　缺乏术后运动、康复的有关知识。

（三）护理措施

1. 一般护理

（1）搬运：依据手术大小、麻醉方法、病情轻重决定患者去向，回病房或重症监护病房。在搬运患者时，动作要轻柔、稳健，以避免引起伤口疼痛、手术部位出血、输液管、引流管脱落等。

（2）卧位：选择合理的卧位，对术后顺利恢复，具有重要的意义，卧位决定于麻醉种类、手术部位及全身状况。①全麻未清醒的患者，去枕平卧头转向一侧至清醒，或侧卧至清醒。②腰麻患者，去枕平卧6~8小时。③硬膜外麻醉患者，平卧，不必去枕。④颈、胸、腹部手术患者，如血压平稳，取半卧位，以利于引流、呼吸和循环，可减轻腹壁张力。

2. 密切观察病情变化

（1）生命体征的监测。对危重患者进行连续性心电监护；对重症患者每15~30分钟测1次T、BP、P、R及神志、瞳孔并详细记录。稳定后，间隔测量时间可适当延长，一般术后患者每4小时测1次。术后短时间内可有不超过38℃的手术热，这是由于手术破坏组织及渗血渗液的吸收所致，2~3日即可恢复，如发热不退或退后体温又升，提示有感染。

（2）观察引流管是否通畅，注意引流量的多少、颜色和性质。

（3）观察有无并发症出现，如肺部感染、尿路感染等。

3. 饮食与输液

（1）非消化道手术者，局麻和小手术饮食不限；腰麻术后无恶心呕吐4~6小时后，可饮水或进少量流食；全麻清醒后无恶心呕吐4~6小时少量饮水，次日进食。

（2）消化道手术者，术后2~3日内禁饮食，待胃肠功能恢复、无腹胀、肛门排气之后，可进少量流质，之后根据情况增加饮食。

（3）术后禁食或饮食不足者，应补液维持人体的需要，对长期禁食或无法进食者，需要采取全胃肠道外营养。

4. 术后活动与起床　术后无禁忌应尽早活动，早期活动的作用是有利于呼吸，减少肺部并发症；有利于血液循环，防止血栓形成；有利于肠蠕动的恢复，减少腹胀和肠粘连发生；促进排尿功能的恢复，避免尿潴留。活动的强度及范围由患者具体情况而定，一般术后当日床上活动、深呼吸、翻身及肢体活动，次日可坐起或下床，但第一天下床活动要少，防止外伤。但对一些极度虚弱、病情危重及某些手术后禁忌的，如血管重建手术、疝手术等不宜早期活动。

5. 引流管的护理　引流管的妥善固定，保持通畅是护理工作的重要内容，观察和记录引流液的量和性质，保持无菌，掌握好拔管指征。

6. 其他　做好口腔、压疮预防等基础护理。

【健康教育】

（一）康复知识教育

1. 养成良好的卫生习惯：做到"六洁三短"，即口腔、头发、手足、会阴、肛门、皮肤清洁；头发、胡须、指（趾）甲短。

2. 建立良好的饮食习惯：根据疾病的情况、性质和手术后的要求，严格遵循医嘱、合理饮食。

3. 保持健康的心理状态：教育患者学会自我控制、自我调节情绪，保持积极向上的乐观情绪，以减轻由手术或创伤疼痛引起的心理压力。

（二）出院指导

1. 注意休息、合理膳食　出院后患者仍处于身体康复阶段，保持充足的休息，以及高维生素、高蛋白、低脂肪的合理膳食是身体继续康复的保证。

2. 术后功能恢复指导　根据自身条件，身体恢复情况，遵循循序渐进地进行功能训练的原则。

3. 指导患者合理用药知识：根据疾病性质、医嘱的要求，教会病人合理用药的知识，包括：①按时、按量用药；②正确的用药方法；③注意药物的副作用与停药时间；④特殊用药的注意事项等。

（三）复诊的时间及要求

对出院后需要复诊的患者，交代清楚下次复诊的具体时间，注意事项和复诊时，应携带的出院小结、X线片、CT、MRI等特殊检查资料等。

【见习准备】

护士服、口罩、帽。

【见习流程】

1. 由带教老师选定普外科手术后病人若干例。

2. 学生每8~10人一组，在带教老师的带领下，对普外科手术后病人进行护理评估及术后健康教育。

3. 学生每8~10人一组，在带教老师的带领下，见习术后一般常规护理措施。

4. 学生每8~10人一组，在带教老师的带领下，观察和处理手术后病人的不适及并发症。

5. 通过观看录像，让学生进一步了解术后病人的相关护理知识。

6. 写一份见习报告。

【见习报告】

1. 同学集体讨论后，根据见习所得的资料，写一份手术后病人护理记录。

2. 写一份见习心得体会。

3. 教师对该组所交作业进行评价。

【思考题】

1. 术后早期下床活动的临床意义是什么？

2. 怎样做好出院指导？

第十五章

外科感染病人的护理

【见习目的】

1. 熟悉外科感染病人的护理评估。
2. 熟悉疖、痈、丹毒、急性蜂窝织炎、脓肿、甲沟炎和脓性指头炎的临床表现与治疗原则。
3. 掌握外科感染的护理措施。
4. 熟悉护士职业素质和行为习惯。

【见习内容】

1. 外科感染病人的护理评估。
2. 外科感染的临床表现及护理措施。
3. 指导见习学生书写见习报告。

【相关理论】

一、常见外科感染的临床表现与治疗方法（表15-1）

表15-1 常见外科感染的临床表现与治疗方法

病名	临床表现	治疗方法
疖	常发生在头、颈、背和臀部等毛囊及皮脂腺丰富的地方，初起在局部形成小的硬结，伴有红、肿、热、痛。疖的中央部隆起形成脓栓，溃破后流出脓液，疼	早期促进炎症消散，外敷鱼石脂软膏。有脓头形成时，可用针头刺破流出脓。形成脓肿时应

笔 记 栏

第十五章 外科感染病人的护理

续表

病名	临床表现	治疗方法
疖	痛。疖的中央部隆起形成脓栓,溃破后流出脓液,疼痛明显减轻,炎症逐渐消退。但是,要注意发生在危险三角区的疖,处理不当时,如受挤压,细菌进入颅内,导致化脓性海绵状静脉窦炎而危及生命	切开引流
痈	容易发生在项部、背部及腰部,糖尿病较易发生本病,早期出现片状紫红肿胀区,迅速增大,可出现多个脓头,外表呈蜂窝状。中央皮肤坏死后形成溃疡,可有附近淋巴结肿大。通常有明显的全身症状	早期治疗同疖,并使用足量的抗菌药物。如范围较大需要手术切开,如在皮肤上作"+"或"++"切口,以充分引流。危险三角区的痈禁忌手术
丹毒	起病较急,有明显的全身症状,出现片状红斑,指压能褪色,松手后很快恢复鲜红色,有明显界限,边缘略隆起。局部有胀痛、烧灼感,一般不化脓	注意休息,抬高患肢,局部热敷,使用抗菌药物。做好接触隔离措施,防止传染
急性蜂窝织炎	局部红肿以中心部最为明显,外周逐渐减轻,界限不清楚,有时中央部分缺血坏死形成脓肿,常有明显的全身症状	早期抗菌消炎治疗,多数炎症可以吸收。如形成脓肿,需切开引流
脓肿	浅表脓肿:红、肿、热、痛,脓肿与正常组织界限清楚,波动试验阳性。深部脓肿:红、肿、热、痛症状不明显,局部有明显的深压痛,在此处用粗针头穿刺可抽到脓液。有时伴有全身症状	脓肿形成,应尽早切开引流,同时加强抗菌消炎治疗
甲沟炎	在甲沟处出现红肿、疼痛,可蔓延到整个指甲周围而引起化脓。亦可转变成慢性甲沟炎	外涂碘伏消毒液、鱼石脂软膏,抬高患肢,口服抗菌药物。形成脓肿时,切开引流或拔除指甲
脓性指头炎	患指刺痛、肿胀、皮肤苍白、有搏动性疼痛,手指下垂时疼痛加剧,夜间疼痛难忍,可伴有全身症状。严重时可引起指骨骨髓炎	早期抬高患指、抗菌消炎,无明显好转时,尽早切开减压引流
破伤风	破伤风的典型症状是抽搐,首先从咀嚼肌开始,继而面肌、颈肌、胸腹肌、背肌、四肢肌出现痉挛。形成"苦笑"面容或"角弓反张"	预防注射和正确处理伤口是预防破伤风的二项有效措施

二、外科感染病人的护理

（一）化脓性感染病人的护理要点

1. 局部治疗的护理

（1）患部制动、休息：抬高患肢有助于减轻患部疼痛、肿胀、促进炎症局限吸收。

（2）药物外敷与理疗：感染早期可局部用碘伏消毒，外敷鱼石脂软膏，或紫金锭+鱼石脂软膏，也可用中草药外敷。热敷、红外线灯、超短波局部照射可以改善局部的血液循环，促进炎症消散吸收。

（3）手术患者护理：主要处理原发病灶，一旦脓肿形成要及时切开引流（图15-1）。

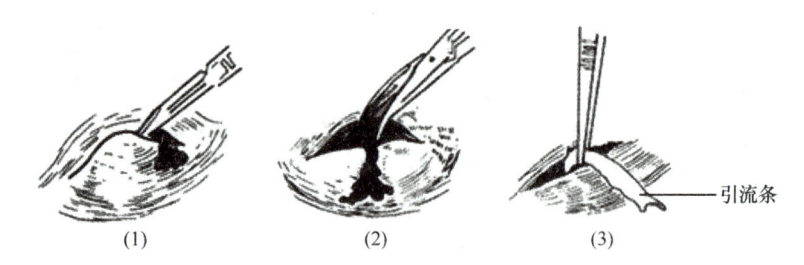

图15-1 脓肿切开引流术

2. 全身治疗的护理

（1）基础治疗：包括充分休息，补充高热量、高蛋白、易消化的饮食；补充维生素 B、维生素 C 和微量元素等；维持水、电解质与酸碱平衡；对少部分严重者，可少量多次输新鲜血，必要时输注注射用免疫球蛋白，或胎盘球蛋白、丙种球蛋白等。

（2）抗生素的应用：早期、联合、合理使用有效抗生素，对控制严重感染具有重要作用。

（3）病情观察：对严重者，要密切观察生命体征变化、注意神志改变及局部病情的变化。

3. 对症治疗的护理

（1）剧痛者：酌情使用哌替啶、吗啡等止痛剂。

（2）高热者：除药物降温外，还需配合物理降温，采取酒精擦浴、冷敷、冰袋等措施。

（3）抽搐者：静脉注射地西泮，及早控制抽搐，并注意防止外伤。

（4）烦躁不安者：给予镇静和安眠药。

4. 采集和留置标本

（1）手术和换药时：可按外科无菌要求采集脓液，送细菌室作细菌培养和药敏试验。

（2）在寒战、发热时：可抽血作细菌培养和药敏试验，以提高细菌培养的阳性率。

（二）破伤风病人的护理要点

1. 环境要求　病人住隔离病房，室内光线宜均匀柔和，避免强光刺激，保持安静。可在使用镇静剂后30分钟内集中进行各种护理操作，以免经常刺激打扰病人引起抽搐。

2. 加强基础护理　抽搐发作时患者易溢尿、大汗淋漓，应及时轻轻擦干，保持皮肤、衣服和床单干燥。

3. 密切观察病情　破伤风要有专人护理，密切观察生命体征变化，详细记录抽搐发作持续时间、严重程度、间隔时间。

4. 心理护理　关心、爱护病人，护理时应热情、和蔼，以减轻病人孤独和恐惧感。

5. 保持呼吸道通畅　破伤风患者可因喉肌痉挛引起窒息死亡，对频繁发生抽搐者应及时清除呼吸道分泌物，以保持呼吸道通畅。

6. 补充营养　遵医嘱给予高热量、高蛋白、高维生素饮食，易消化的食物，维持水、电解质和酸碱平衡。

7. 伤口护理　对伤口未愈合者，协助医生施行清创术或换药。

【见习准备】

护士服、口罩、帽子。

【见习流程】

1. 由带教老师选定非特异性感染和破伤风病人若干例。

2. 学生每8~10人一组，在带教老师的带领导下，对化脓性感染病人进行病史采集和护理评估。

3. 学生每8~10人一组，在带教老师的带领下，对破伤病人进行病史采集和护理评估。

4. 学生每8~10人一组，在带教老师的带领下，见习化脓性感染病人的换药等护理措施。

5. 学生每8~10人一组，在带教老师的带领下，见习破伤风病人的护理措施。

6. 通过观看录像，进一步学习化脓性感染和破伤风的临床表现和治疗。

7. 写一份见习报告。

【见习报告】

1. 根据见习所得的资料记录一份非特异性感染病人的护理病历或破伤风病人的护理病历。

2. 写一份见习心得体会。

3. 教师对该生所交作业进行评价。

【思考题】

1. 化脓性感染的局部症状有哪些？

2. 说出化脓性感染的局部护理。

3. 预防破伤风的有效方法是什么？

第十六章

清创术的护理配合

【见习目的】

1. 掌握清创术前病人的一般护理评估要点。

2. 掌握清创术后一般护理措施。

3. 熟悉清创术后病人，护士要表现出高度的同情心、安慰、鼓励病人，并做好康复指导。

4. 能正确书写清创术后的护理病历。

【见习内容】

1. 清创术前病人的一般护理评估要点。

2. 清创术后一般护理措施。

3. 指导学生书写见习报告。

【相关理论】

（一）清创术的目的

1. 对新鲜开放性污染伤口进行彻底清洗、清除伤口内的血肿和异物、切除失活的组织、仔细止血、缝合伤口等，使污染伤口变成清洁伤口。

2. 加速伤口组织修复，争取达到一期愈合。

（二）清创术的基本原则

1. 无菌原则。

2. 尽量去除坏死、无功能的组织，保留正常、有功能的组织。

3. 争取达到组织的最完美修复，以达到一期愈合，有利于受伤部位的功能和形态的全面恢复。

（三）适应证及禁忌证

1. 适应证　包括：①伤后6~8小时以内者；②伤口污染较轻者，伤后不超过12小时者；③头面部伤口，一般在伤后24~48小时以内者。

2. 禁忌证　伤口已有明显感染，则不作清创，仅将伤口周围皮肤擦净，消毒周围皮肤后，敞开引流，不宜缝合。

（四）清创术术前评估

清创前须对伤情进行全面了解，包括受伤过程、全身情况、伤处局部情况、必要的辅助检查等。如有休克，应先抢救，待休克好转后争取时间进行清创。如颅脑、胸、腹部有严重损伤，应先处理。有活动性大出血应先行止血。

（五）清创术的操作步骤

1. 准备工作　手术人员及护士穿戴好帽子、口罩。护士准备好清创包、无菌手套、敷料、局麻药物、双氧水、生理盐水、碘伏等。

2. 操作流程

清洗伤口 → 用无菌纱布覆盖伤口，周围剃毛及除污垢，助手戴无菌手套，用消毒软毛刷蘸软皂，自内向外刷洗伤口周围皮肤，盐水冲洗2~3遍，除去盖在伤口上的敷料，用双氧水消毒伤口，然后再用大量生理盐水冲洗伤口。擦干后用碘伏消毒伤口周围皮肤，并铺消毒巾单，准备清创

清理伤口 → 手术者洗手、戴手套后，以无菌纱布轻塞伤口，再次消毒皮肤。可采用局部麻醉或椎管内麻醉，开始清理伤口，首先仔细轻柔的检查伤口，了解伤口情况，取出伤口内血块、异物、碎屑等，修剪伤口边缘皮肤1~2mm，剪除失活、污染严重的组织，彻底止血。检查肌肉、肌腱、血管、神经是否损伤

缝合伤口 — 再次反复冲洗伤口，消毒皮肤，铺无菌巾单，更换无菌手术器械、手套，准备修复损伤的肌腱、血管、神经等，分层缝合各层组织，注意缝合时不留死腔，以免引起积血。最后缝合皮肤，做好对皮，结束手术

覆盖伤口 — 去除巾单后，清除伤口周围的血迹，消毒后，覆盖消毒纱布（8~12层厚），必要时用绷带包扎固定

3. 操作过程（图 16-1）

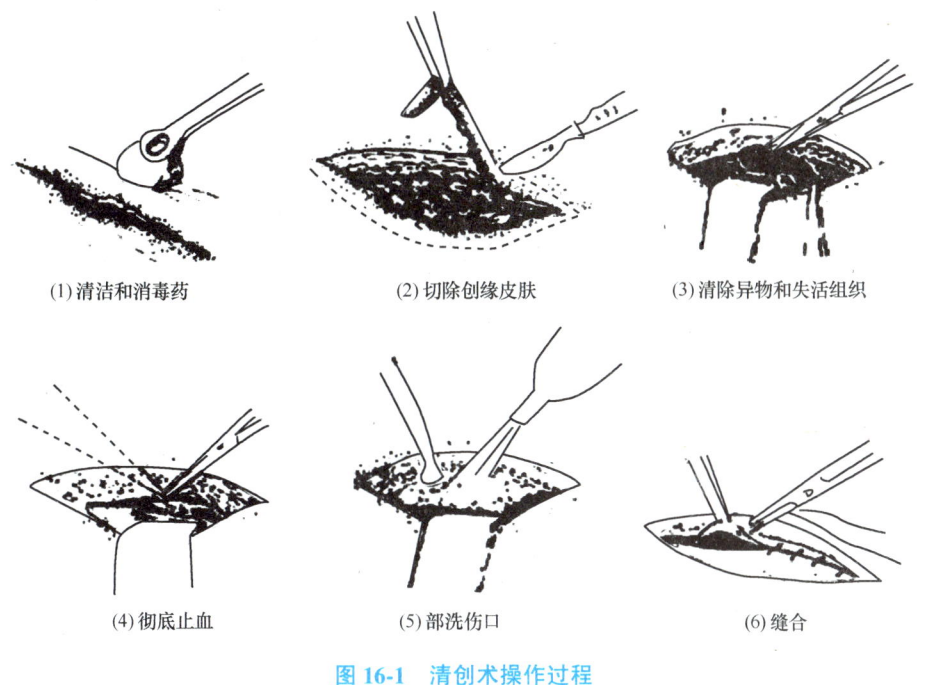

(1) 清洁和消毒药　　(2) 切除创缘皮肤　　(3) 清除异物和失活组织

(4) 彻底止血　　(5) 部洗伤口　　(6) 缝合

图 16-1　清创术操作过程

（六）术后护理措施

1. 伤口处理　保持敷料整洁，观察伤口情况，如发现红、肿、热、痛等感染迹象时，应及时处理，早期用红外线照射，已化脓时及时拆线，敞开引流，按时换药。

2. 伤肢护理　适当抬高患肢以改善局部血液循环，减轻肿胀，并做好制动和保暖措施。如发现患肢末端变色、温度明显降低、动脉搏动减弱或消失，应及时报告医生处理。

3. 预防感染　开放性伤口术后均要使用抗生素、破伤风抗毒素，以防止感染和破伤风。

4. 引流物处理　伤口内有引流条，一般应根据引流物情况，在术后 24~48 小时内拔除。

5. 加强营养　维持水、电解质和酸碱平衡，补充维生素 C、维生素 B。对不能口服者，应从静脉补充营养，促进伤口愈合。

6. 告知　下次换药和拆线时间、其他有关注意事项。

（七）常见错误

1. 伤口清洗不彻底，简单清洗即开始清创，容易引起伤口感染。
2. 非大出血病人，在缚扎止血带情况下进行清创，容易引起术后局部血肿。
3. 清创时，对失去活力的组织判断不准，导致组织切除过多，伤口闭合困难。
4. 缝合时没有按组织层次缝合，残留死腔，或缝合过密、组织边缘张力过大，易造成组织坏死。
5. 止血不彻底，术后易产生血肿。
6. 清创不仔细，检查不彻底，导致重要组织损伤未及时诊断，延误最佳治疗时间。

【见习准备】

护士服、口罩、帽子。

【见习流程】

1. 由带教老师选定急诊科或普外科需清创术病人若干例。
2. 学生每 4~6 人一组，在带教老师的带领下，对清创手术病人进行护理评估及术后健康教育。
3. 学生每 4~6 人一组，在带教老师的带领下，见习清创术后病人的一般常规护理措施。
4. 通过观看录像，进一步掌握清创术的操作过程、术后病人护理的相关知识。

5. 写一份见习报告。

【见习报告】

1. 同学集体讨论后，根据见习所得的资料写一份清创术后病人的护理记录。
2. 写一份见习心得体会。
3. 教师对该组所交作业进行评价。

【思考题】

1. 清创术的主要步骤有哪些？
2. 清创术后护理措施是什么？

第十七章

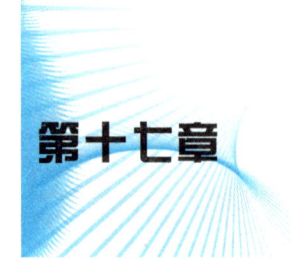

肿瘤病人的护理

【见习目的】

1. 熟悉肿瘤病人的评估。
2. 掌握肿瘤的临床表现及手术治疗、放疗、化疗病人的护理。
3. 掌握肿瘤病人的见习报告书写。

【见习内容】

1. 肿瘤病人的评估。
2. 肿瘤的临床表现及手术治疗、放疗、化疗病人的护理。
3. 指导见习学生书写见习报告。

【相关理论】

一、肿瘤的临床表现（表17-1）

表17-1 肿瘤的临床表现

分类	临床表现	转移概率
良性肿瘤	全身表现多不明显。以局部肿块为主，肿块呈圆形或椭圆形，界限清晰、表面光滑、可活动，一般无压痛。可有局部压迫症状	不会转移
恶性肿瘤	局部表现 ①肿块：常见，生长迅速，表面不光滑，界限不清楚，质地坚硬，不易推动。②疼痛：常见症状，是促使病人就医的主要原因。③溃疡：肿瘤组织坏死继发感染形成。④出血：因溃疡或肿块侵蚀血管所致。如血痰、咯血、呕血、血尿等。⑤梗阻。⑥转移症状：通过直接浸润、淋巴、血行、种植等途径引起相应症状 全身表现 乏力、消瘦、发热、贫血、晚期恶病质，全身衰竭	常见

二、肿瘤病人护理

1. 肿瘤病人的心理特点　讲解肿瘤知识、治疗方法及成功案例。鼓励病人表达内心感受，理解病人，指导病人放松，减轻和消除病人的焦虑和恐惧感。

2. 手术治疗病人的护理

（1）改善营养：进食高蛋白、高热量、高维生素、易消化的食物，多饮水。必要时给予肠内、肠外营养支持。

（2）减轻疼痛：保持病室内整洁、安静、光线柔和，增强病人的舒适感。必要时，遵医嘱给予止痛药物。

（3）预防感染：严格无菌操作；做好口腔护理、皮肤护理及导尿管的护理。注意放疗、化疗后并发症表现，如白细胞低于 $3×10^9/L$ 应停药并使用升白药物，同时限制探视。

3. 放疗病人的护理

（1）全身反应的护理：如虚弱、乏力、厌食、呕吐等。每次照射后静卧半小时，多饮水，加强营养补充维生素。

（2）局部反应的护理：如皮肤护理、口腔护理等。

4. 化疗病人的护理

（1）静脉注射抗癌药物的护理：了解给药速度、配伍及不良反应；抗癌药物现用现配，选择合适的血管穿刺。注射前先要注射生理盐水，防止化疗药物渗出。如有渗出，立即停止输注同时注入解毒药或利多卡因、进行冷敷。

（2）常见毒性反应的护理：包括①骨髓抑制；②消化道反应；③脱发；④免疫功能低下；⑤静脉炎。

【见习准备】

护士服、口罩、帽子。

【见习流程】

1. 由带教老师选定肿瘤病人若干例。

2. 学生每 8~10 人一组在带教老师的带领下对肿瘤病人进行病史采集和

护理评估。

3. 学生每 8~10 人一组在带教老师的带领下见习肿瘤病人的术前和术后护理措施。

4. 学生每 8~10 人一组在带教老师的带领下观察和处理肿瘤手术后病人的并发症。

5. 通过观察录像进一步了解肿瘤相关知识。

6. 每位学生写一份见习报告。

【见习报告】

1. 根据见习所得的资料记录一份肿瘤病人的护理病历。

2. 写一份见习心得体会。

3. 教师对该生所交作业进行评价。

【思考题】

1. 形成肿瘤的因素。

2. 肿瘤病人护理要点。

第十八章

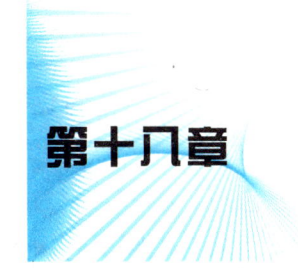

基础代谢率的测定与评价

【见习目的】

1. 掌握基础代谢率的测定方法。
2. 掌握基础代谢率的临床意义。

【见习内容】

1. 基础代谢率的测定。
2. 基础代谢率的临床意义。
3. 指导见习学生书写见习报告。

【相关理论】

基础代谢率：患者睡眠8小时以上，静卧、空腹下测得的代谢率。

基础代谢率测定（BMR）：可用基础代谢率测定仪检测，较可靠，也可行简易基础代谢率测定。方法是在患者清晨起床前，安静、空腹下测量脉率和血压，连测3天。然后按下列公式计算结果：

$$BMR（\%）=（脉率+脉压）-111$$

BMR 正常值为±10%。若为+20%~+30%为轻度甲亢；+30%~+60%为中度甲亢；+60%以上为重度甲亢。但这种测定方法不适用于心律失常的患者。

【见习准备】

护士服、口罩、帽子、血压计、手表。

【见习流程】

1. 由带教老师选定甲状腺功能亢进病人若干例。

2. 学生每 4~6 人一组在带教老师的带领下对甲状腺功能亢进病人进行病史采集和护理评估。

3. 学生每 4~6 人一组在带教老师的带领下给病人测量血压、心率。

4. 学生每 4~6 人一组在带教老师的带领下计算基础代谢率，判断甲亢病人病情的严重程度，并结合病历看是否相符。

5. 每位学生写一份见习报告。

【见习报告】

1. 根据见习所得的数据资料记录一组基础代谢率的数值。

2. 根据所得的数值判断病人的甲亢程度，并和病人临床表现相比较，观察结果是否相符合。

3. 教师对该学生所交作业进行评价。

【思考题】

1. 基础代谢率的计算方法。

2. 基础代谢率测定的注意事项有哪些？

3. 基础代谢率和甲亢严重程度的关系。

第十九章

乳腺疾病病人的护理

【见习目的】

1. 掌握乳腺疾病病人的护理评估、护理诊断、护理目标、护理措施、健康教育。
2. 掌握乳腺疾病病人的临床表现及处理原则。
3. 掌握乳腺疾病病人的见习报告书写。
4. 在见习中体现出良好的职业素质和行为习惯,体现出对病人的爱护和尊重。

【见习内容】

1. 乳腺疾病病人的评估,如何提出护理诊断,制定护理目标。
2. 乳腺疾病病人的临床表现及术前、术后的护理。
3. 指导见习学生书写见习报告。

【相关理论】

一、常见乳腺疾病病人的临床表现及病因(表19-1)

表19-1 常见乳腺疾病的临床表现及病因

名称	临床表现	病因
急性乳腺炎	多发生于产后哺乳期妇女,以初产妇多见,好发于产后3~4周 1. 患侧乳房胀痛	1. 乳汁淤积 ①乳头发育良;②乳汁过多;③乳管不通畅 2. 细菌入侵

续表

名称	临床表现	病因
	2. 畏寒、高热、脉搏加快等感染中毒症状 3. 检查可见患侧乳房局部红、肿、发热，可触炎性肿块或脓肿，浅部脓肿可有波动感，深部脓肿穿刺可抽出脓液。常伴有患侧腋窝淋巴结肿大和触痛	3. 产后全身抵抗力下降
乳房癌	是女性最常见的恶性肿瘤之一。在我国，占女性全身各种恶性肿瘤的 7%～10%，仅次于子宫颈癌，近年来有超过宫颈癌的趋势 1. 乳房肿块：无痛、单发小肿块是最常见、最早的症状 2. 乳房外观改变：①乳房局部隆起；②乳头不对称；③酒窝征；④橘皮样改变 3. 特殊类型乳房癌：①炎性乳房癌；②乳头湿疹样乳房癌 4. 转移征象：①腋窝淋巴结肿大；②患侧手臂水肿；③转移器官症状	乳房癌的发病原因目前未完全明了，但认为与下列因素有关： 1. 雌酮和雌二醇与乳房癌的发生直接相关 2. 乳房癌家族史 3. 月经初潮早、绝经晚、不孕、初产生育晚或未哺乳等 4. 部分乳房良性疾病 5. 高脂饮食 6. 环境因素 7. 精神因素

二、急性乳腺炎病人的护理诊断、护理目标、护理措施、健康教育

1. 护理诊断

（1）疼痛　与乳汁淤积有关。

（2）体温过高　与炎症反应、乳房肿胀有关。

（3）知识缺乏　缺乏哺乳期乳房保健知识。

2. 护理目标

（1）疼痛缓解。

（2）体温降至正常。

（3）对哺乳期乳房保健知识有所了解。

3. 护理措施

（1）一般护理：适当休息，注意个人卫生，给予高热量、高蛋白、高维生素、低脂肪、易消化饮食，并注意水分的补充。

（2）用乳罩托起肿大的乳房，以减轻疼痛，有利于血液循环，控制炎症发展。

（3）消除乳汁淤积：可用吸乳器抽吸，或用手、梳子背沿乳管方向加压按摩，使乳管通畅。

（4）局部热敷：每次20~30分钟，每天3~4次，促进血液循环，利于炎症消散。

（5）病情观察：定时测体温、脉搏、呼吸，了解白细胞计数及分类有无升高，注意用药反应，高热患者可给予物理降温。

（6）术后护理：保持伤口引流通畅，注意手术部位的清洁等。

4. 健康教育

（1）避免乳汁淤积：养成定时哺乳、婴儿不含乳头入睡等良好的哺乳习惯；每次哺乳时尽量让婴儿吸净。如有淤积，应及时用吸乳器吸出乳汁，或按摩乳房帮助乳汁排出；哺乳后应清洗乳头。

（2）防止乳头破损：在妊娠后期，每日用温水擦洗乳头；用手指按摩乳头，并用75%乙醇擦拭乳头，使乳头表皮坚韧不易破损。

（3）保持乳头清洁，防止细菌侵入：妊娠期应经常用肥皂水及温水清洗两侧乳头；妊娠后期每日清洗；哺乳前后应清洗乳头，并应注意婴儿口腔卫生；如有乳头破损，应停止哺乳，定期排空乳汁，局部涂抗生素软膏，待伤口愈合后再哺乳。

（4）矫正乳头内陷：妊娠期应每日挤捏、提拉乳头，多数乳头内陷者可以纠正，哺乳时有利于婴儿吸吮，防止乳汁淤积。

三、乳腺癌病人的护理诊断、护理目标、护理措施、健康教育

1. 护理诊断

（1）恐惧/焦虑　与对癌症的恐惧、乳房缺失后的忧虑有关。

（2）有组织完整性受损的危险　与患侧上肢淋巴引流不畅、头静脉被结扎、腋静脉栓塞或感染有关。

（3）有感染的危险　与引流管留置有关。

（4）有自尊紊乱/自我形象紊乱的危险　与乳房或邻近组织切除、瘢痕

形成、乳房再造或义乳致双侧不对称有关。

（5）知识缺乏　缺乏有关术后上肢功能锻炼及乳房癌预防的相关知识。

2. 护理目标

（1）病人情绪稳定，恐惧消除。

（2）能接受并主动应对自我形象的变化。

（3）对乳房保健及乳癌预防知识有所了解。

3. 护理措施

（1）手术前护理：按常规做好呼吸道准备、皮肤准备、交叉配血、禁饮食、药物过敏试验、麻醉前用药等。对估计需要植皮者，应同时做好供皮区的皮肤准备。妊娠期乳癌应终止妊娠，哺乳期乳癌应及时退乳，以免激素作用加快乳癌的发展。

（2）手术后护理

1）体位：麻醉清醒，血压、脉搏平稳后改为半卧位，以利于呼吸和引流。

2）观察病情：严密观察生命体征，切口引流情况，及时发现有无并发症，及时处理。

3）预防患侧手臂水肿：抬高患肢，平卧时患肢下方垫软枕抬高15~20cm；肘关节轻度屈曲；半卧位时屈肘90°放于胸腹部。禁止在患侧上肢做各种治疗、护理操作；指导病人进行术侧手部、腕部、肘部及肩部活动，也可做按摩。发生水肿时，可用弹性绷带包扎或佩戴弹力袖（图19-1）。

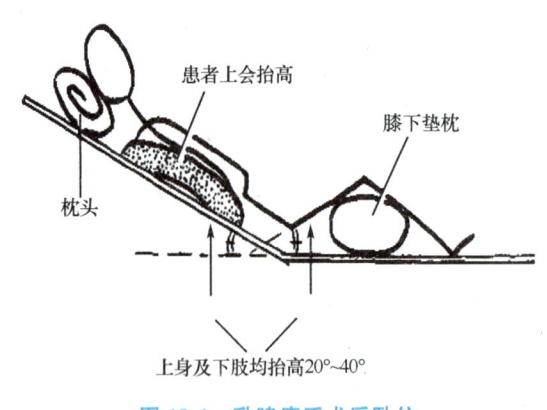

图19-1　乳腺癌手术后卧位

4）伤口和引流管护理：乳癌切除术后伤口用厚敷料加压包扎，必要时局部用沙袋加压，使胸壁与皮瓣贴紧，防止皮瓣下积血、积液；皮瓣下留置的引流管应接负压吸引，应定时挤捏引流管，防止管道受压、折曲，保持引流通畅和有效，观察引流液的性质和量，定时更换引流袋。一般术后3~5日，引流液量24小时少于10~20ml，皮瓣下无积血、积液，可拔除引流管。

5）功能锻炼：重点是患侧上肢功能锻炼。一般术后 3 日内肩关节绝对制动，指导病人做手指、腕部的活动；第 4 日开始活动肘关节；第 5~7 日可做肩关节伸屈活动，但不可外展；第 10~12 日进行全范围的肩关节活动，应根据患者的实际情况制订计划，一般每日 3~4 次，每次 20~30 分钟为宜，功能锻炼的内容应逐渐增加（图 19-2、3）。

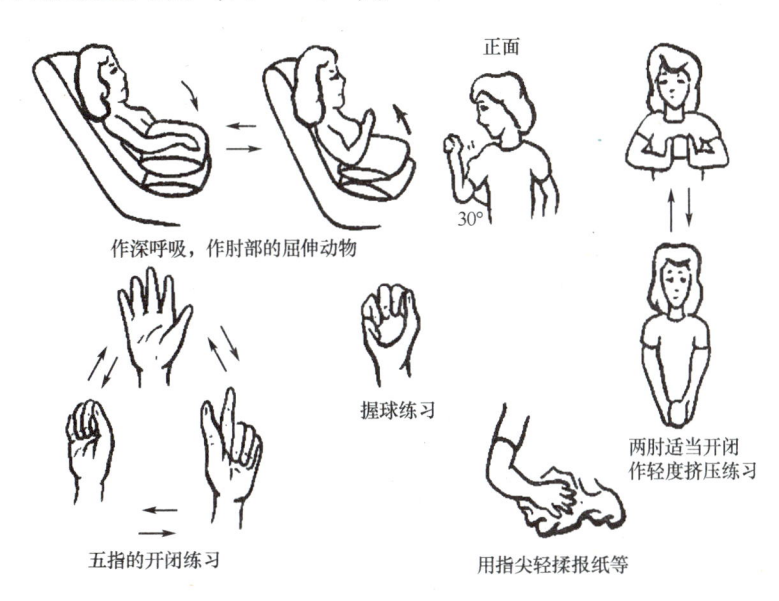

图 19-2　乳腺癌术后功能锻炼

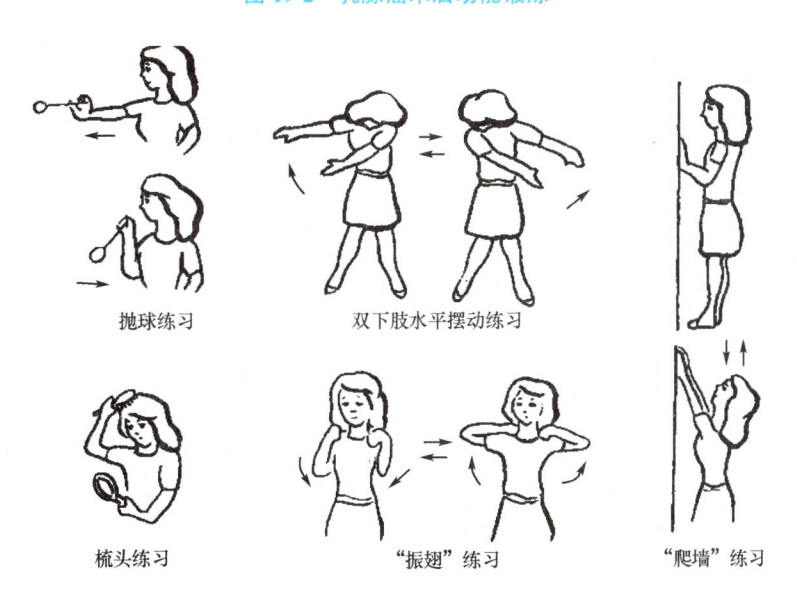

图 19-3　乳腺癌术后功能锻炼

4. 健康教育

（1）健康指导：教育女性适龄结婚（23岁以后）、适龄生育（24~30岁）、母乳喂养；控制体重、改变高脂饮食习惯；积极治疗乳腺良性疾病。普及乳房自我检查知识，30岁以上女性应每月对乳房进行自我检查，时间最好选择在两次月经之间及月经干净后的5~7天，此时乳房最松弛，病变最容易被检出；已进入更年期、妊娠及哺乳者应每月定期检查；乳房切除术后病人，应每月行对侧乳房检查，并注意手术侧局部有无复发征象。

乳房自我检查方法：乳房自我检查前应先脱去上衣，然后进行自我检查（图19-4）。

1）视诊：两手放松下垂放在身体两侧，对比观察两侧乳房的大小形状是否对称及轮廓有无改变，外形有无变化，乳头有无分泌物。改换体位，双手撑腰、上举、稍有侧身，从不同角度观察上述内容。

2）触诊：一侧手置于头下，另一只手用手指掌面按照内上、内下、外下、外上（包括尾部）、中央（乳头、乳晕）的顺序触摸乳房，不要用手指抓捏，若触及肿块，应注意其大小、质地、活动度，有无压痛，表面是否光滑等。同样方法检查对侧。

3）最后，置于枕后的手臂放回身体侧方，用对侧手触摸腋窝淋巴结有无肿大。两侧交替检查。

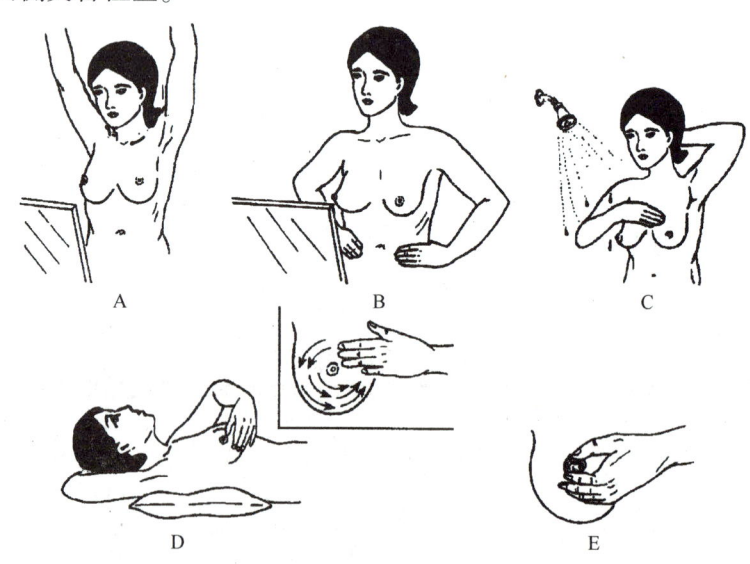

图19-4　乳房自我检查方法

（2）出院指导：包括①指导病人按医嘱接受规范的放疗、化疗、激素治疗等；②定期到医院复诊，定期随访；③5年内应避免妊娠，以免乳癌复发；④乳癌根治术后者，应继续肩关节功能锻炼。

【见习准备】

护士服、口罩、帽子、护士鞋。

【见习流程】

1. 由带教老师选定急性乳腺炎、乳腺癌病人若干例。

2. 学生每8~10人一组在带教老师的带领下对急性乳腺炎、乳腺癌病人进行病史采集和护理评估。

3. 学生每8~10人一组在带教老师的带领下对见习的急性乳腺炎、腺乳癌病人提出护理诊断、护理目标并制定出相应的护理措施。

4. 学生每8~10人一组在带教老师的带领下对见习的急性乳腺炎、乳腺癌病人进行健康教育。

5. 通过观察录像进一步了解急性乳腺炎、乳腺癌的相关知识。

6. 每位学生写一份见习报告。

【见习报告】

1. 根据见习所得的资料书写一份急性乳腺炎或乳癌病人的护理病历。

2. 写一份见习心得体会。

3. 教师对该生所交作业进行评价。

【思考题】

1. 急性乳腺炎的主要病因。

2. 急性乳腺炎、乳腺癌病人的健康教育。

3. 急性乳腺炎、乳腺癌病人的护理要点。

第二十章

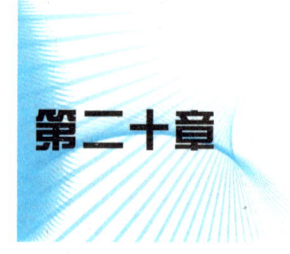

腹部外科疾病病人的护理

腹部外科疾病包括腹外疝、急性腹膜炎、腹部损伤、胃十二指肠疾病、肠疾病、直肠肛管疾病和肝胆疾病等。实训安排时尽可能让同学多接触到多个病种，因各有特点，其病人的护理工作分节阐述。

第一节 腹外疝病人的护理

【见习目的】

1. 熟悉腹外疝病人的评估。
2. 掌握腹外疝的临床表现及术前、术后的护理。
3. 掌握腹外疝病人的见习报告书写。

【见习内容】

1. 腹外疝病人的评估。
2. 腹外疝的临床表现及术前、术后的护理。
3. 指导见习学生书写见习报告。

【相关理论】

一、常见腹外疝的临床表现（表 20-1）

表 20-1　常见腹外疝的临床表现

名称	临床表现	嵌顿机会
腹股沟斜疝	多见于儿童及青壮年。疝块经腹股沟管突出，呈梨形或椭圆形，上部有蒂，可坠至阴囊或阴唇，回纳后压迫内环疝块不再突出	较多
腹股沟直疝	多见于老年。疝块由直疝三角突出，呈半球形，基底较宽，不进入阴囊，回纳后压迫内环疝块仍可出现	较少
股疝	多见于中年以上经产妇。疝块经股管在腹股沟韧带下方的卵圆窝处突出，呈半球形	极多
脐疝	先天性脐疝多见于婴儿；成人脐疝多见于中年肥胖的经产妇，疝块经脐环突出，呈半球形	成人较多
切口疝	手术切口处膨隆，有肿块突出	很少

二、腹股沟斜疝手术前后护理

1. 手术前护理要点

（1）术前教育：告知病人戒烟，防止受凉，多饮水，多吃蔬菜等粗纤维食物；巨大疝者，应劝其卧床休息，离床活动时，用手压住内环。

（2）消除腹内压增高因素：如慢性咳嗽、便秘、排尿困难等。

（3）术前检查：老年病人应了解心、肺、肝、肾功能以及有无糖尿病等。

（4）皮肤准备：阴囊及会阴部皮肤应仔细准备，不可损伤，以防感染。

（5）灌肠和排空膀胱：术前肥皂水灌肠，清除肠内积粪，防止术后腹胀及便秘；进入手术室前排空膀胱，以防术中误伤。

（6）嵌顿疝及绞窄疝：密切观察生命体征和腹部情况，做好紧急手术准备，如禁饮食、胃肠减压、补液、给予抗生素、备血等。

2. 手术后护理要点

（1）体位：术后当日取平卧位，膝下垫一软枕，使髋关节屈曲，以减轻腹壁张力和切口疼痛，第 2 日可改为半卧位，3～6 日可离床活动；但年老体弱、复发疝、绞窄疝、巨大疝者，卧床时间可延长至术后10日。

（2）饮食：疝修补手术，一般术后6~12小时可进流质，第2日进软食或普食；肠切除手术，一般需禁饮食2~3日，待肠蠕动恢复后，开始进流质饮食。

（3）切口护理：注意切口有无渗血，敷料有无污染，必要时给予更换；使用"丁"字带托起或用小枕垫起阴囊，可避免阴囊内积血，减轻阴囊肿胀；指导病人咳嗽时用手按压切口，以减轻切口疼痛。

（4）预防复发　预防和处理引起腹内压增高的因素，如注意保暖，防止受凉和咳嗽；及时处理术后尿潴留、排尿困难或便秘；告知病人进食有营养、富含纤维素的食物，术后3个月内避免重体力劳动。

（5）观察并发症：①切口感染，注意有无发热、切口红肿、疼痛等感染征象，尤其是绞窄疝手术后；②膀胱损伤：观察有无血尿、尿外渗及感染表现。

【见习准备】

护士服、口罩、帽子。

【见习流程】

1. 由带教老师选定腹股沟直疝、腹股沟斜疝、股疝、脐疝、切口疝病人若干例。

2. 学生每8~10人一组在带教老师的带领下对腹外疝的病人进行病史采集和护理评估。

3. 学生每8~10人一组在带教老师的带领下见习腹外疝病人的术前和术后护理措施。

4. 学生每8~10人一组在带教老师的带领下观察和处理腹外疝手术后病人的并发症。

5. 通过观察录像进一步了解腹外疝相关知识。

6. 每位学生写一份见习报告。

【见习报告】

1. 根据见习所得的资料记录一份腹外疝病人的护理病历。

2. 写一份见习心得体会。
3. 教师对该生所交作业进行评价。

【思考题】

1. 形成腹外疝的两大因素。
2. 腹股沟直疝和斜疝的区别。
3. 腹外疝疾病病人护理要点。

第二节 急性腹膜炎与腹部损伤病人的护理

【见习目的】

1. 学会急性腹膜炎与腹部损伤病人护理的评估。
2. 能掌握急性腹膜炎与腹部损伤病人的临床表现及术前、术后的护理。

【见习内容】

1. 评估急性腹膜炎与腹部损伤病人。
2. 观察急性腹膜炎与腹部损伤病人的临床表现及改变，能做出恰当护理诊断。
3. 急性腹膜炎与腹部损伤病人术前、术后的护理。
4. 书写见习报告。

【相关理论】

一、急性化脓性腹膜炎

急性腹膜炎（acute peritonitis）指发生于腹腔脏腹膜和壁腹膜的急性炎症，是常见的急腹症，由细菌、化学、物理损伤等因素引起。临床最常见急性腹膜炎是继发性的急性化脓性腹膜炎，其特征为起病急、病情重、发展变化快、腹痛剧烈、腹膜刺激征明显且危险性大，绝大多数需急诊手术治疗。

1. 病因及分类

（1）继发性腹膜炎：是最常见的腹膜炎，占98%以上。

（2）原发性腹膜炎：不多见。

2. 护理评估

（1）健康史

（2）身体状况：由于病因不同，急性化脓性腹膜炎的临床表现可突发或逐渐发展。①腹痛：是最主要的症状。疼痛剧烈，呈持续性，病人常难以忍受；深呼吸、咳嗽、转动身体时，疼痛加剧。疼痛以原发部位最显著，随炎症扩散而延及全腹。②恶心、呕吐：在发病早期常有反射性的恶心、呕吐，较轻微，吐出物多为胃内容物；并发麻痹性肠梗阻时，吐黄绿色胆汁，甚至粪样肠内容物。③全身症状 随着病情发展逐渐加重，有高热、脉速、呼吸浅快、大汗、口干等全身表现，严重者休克、全身衰竭甚至死亡。④腹部体征：病人腹式呼吸减弱或消失，可见腹部膨隆。腹肌紧张、腹部压痛、反跳痛为急性化脓性腹膜炎病人的重要体征，称为腹膜刺激征。压痛常为弥漫性，压痛最明显的区域常为原发病灶所在部位。肌紧张程度视刺激物的反应性不同而异，重则腹肌板状强直，轻则肌紧张不明显。腹部叩诊呈鼓音，当腹腔内积液较多时，有移动性浊音。腹部听诊肠鸣音减弱或消失。

（3）辅助检查：包括 ①实验室检查：白细胞计数和中性粒细胞比例增高，甚至出现中毒颗粒；②影像学检查：腹部立位X线平片如见膈下游离气体则可判为有空腔脏器穿孔。超声、CT检查可见腹腔内积液有助于原发病的诊断；③腹腔穿刺及腹腔灌洗：根据腹腔穿刺液或灌洗液有助于判断原发病因。

3. 护理措施

（1）一般护理：无休克病人应取半卧位（可减轻疼痛，减轻中毒症状，有利于呼吸及循环和减少膈下脓肿的形成）。入院后，暂禁食，遵医嘱静脉补充足够的营养。

（2）病情观察：加强巡视，密切注意病人腹痛、腹部体征的变化，密切观察病人生命体征的变化，准确记录24h液体出入量，定期监测血液常规、血清电解质的改变，及时发现异常情况，为准确有效的处理提供重要依据。

（3）用药护理：病人病情诊断不明确时，严禁使用止痛剂，以免掩盖病情，延误治疗；同时注意给药的顺序、途径及配伍禁忌。

（4）胃肠减压护理：是急性化脓性腹膜炎病人的一项重要护理措施。常用一次性负压吸引胃肠减压器。

注意胃肠减压期间有关护理

（5）术前护理：诊断明确需进行手术治疗的病人，按腹部手术常规准备，如备皮、备血、药物过敏试验和麻醉前用药等。急性化脓性腹膜炎病人病情危急，需在最短时间内进行手术，故术前准备工作要简单而迅速，保证手术及时进行。

（6）术后护理：主要有①体位和活动；②禁食、胃肠减压；③观察手术后并发症；④切口护理；⑤腹腔引流护理。

（7）心理护理：帮助病人稳定情绪、消除焦虑，树立战胜疾病的信心，积极配合治疗与护理。

（8）健康指导：包括认识疾病、饮食指导、康复指导和出院病人定期门诊随访。

附：腹腔脓肿

急性腹膜炎局限后，脓液未被吸收，为腹壁、脏器、肠系膜或大网膜及其间的粘连所包围，形成腹腔脓肿。以膈下和盆腔为多见，有时也存在于肠袢间或腹腔其他部位。

1. 膈下脓肿　预防为主。

2. 盆腔脓肿　为腹腔内感染最常见的并发症。由于盆腔腹膜面小，吸收的毒素也较小、因此盆腔脓肿的全身中毒症状较轻，而局部症状相对显著（如病人感觉有里急后重感即下腹坠胀不适，大便次数增多，粪便常带有黏液，尿频和排尿困难等症象。直肠指诊可发现肛管括约肌松弛，直肠前壁可扪及包块有触痛，有时有波动感）。盆腔脓肿一旦形成应立即行盆腔脓肿切开引流术。

3. 肠间脓肿　脓液被包围在肠管、肠系膜与网膜之间，常伴发不同程度的粘连性肠梗阻。确诊而又保守治疗无效时，应考虑剖腹探查引流术。

二、腹部损伤病人的护理

腹部损伤平时发病率约占各种损伤的 0.4%～1.8%。按腹壁是否破穿至与腹腔相通，分为开放性损伤和闭合性损伤，后者多由钝性暴力所至，具有高度隐蔽性,临床意义大;按损伤深度,分为单纯性腹壁损伤及合并腹腔内脏器损伤。若为腹内实质性脏器破裂或大血管损伤,常因大出血而危及生命甚至抢救无效死亡;若为空腔脏器破裂,则因并发严重腹腔感染而威胁生命。故早期诊断、治疗及有效的护理尤为重要。

1. 护理评估

(1) 健康史:详细询问病人受伤时间、地点、暴力强度、速度、着力部位;评估受伤时空腔脏器充盈情况,如饱餐后的胃、未排空的膀胱较易破裂;了解病人受伤至就诊期间病情有无变化,以及所采取的急救措施。

(2) 身体状况:腹部损伤病人由于致伤原因及伤情不同,其表现有很大差异,可无明显症状、体征,也可出现重度休克,甚至濒死状态。

合并腹腔内脏器损伤:腹部开放性损伤病人,伤口有渗血,或渗出胆汁、肠液、粪便、尿液等,甚至有内脏脱出。

闭合性损伤病人,体表无伤口,应注意观察有无内脏损伤。①实质性脏器破裂,以腹腔内出血为主要表现,病人面色苍白、脉率加快、血压不稳,甚至休克。腹痛呈持续性,一般不剧烈,腹膜刺激征也不明显;出血量大时,有腹胀和移动性浊音;②空腔脏器破裂,以弥漫性腹膜炎为主要表现。病人有剧烈腹痛、恶心、呕吐、便血、呕血等;腹膜刺激征明显,肝浊音界缩小,肠鸣音减弱或消失,稍后还出现全身中毒症状,严重者发生感染性休克。

(3) 辅助检查:有①实验室检查:红细胞、血红蛋白与血细胞比容下降,表示有大量失血。空腔脏器破裂时,白细胞总数及中性粒细胞明显升高。血、尿淀粉酶升高,提示胰腺、胃或十二指肠损伤。血尿,提示泌尿系统损伤;②X 线检查:立位腹部平片有膈下游离气体,为胃肠道破裂的特征性改变;③超声检查:对肝、脾、胰、肾等实质性脏器的损伤确诊率高,显示腹腔内积血、积液情况;④CT 检查:对实质性脏器破裂诊断意义较大;⑤诊断性腹腔穿刺术和腹腔灌洗术;⑥腹腔镜检查。

2. 护理措施

(1) 急救护理:优先抢救生命,及时安全转送。

(2) 一般护理:病人绝对卧床休息,大、小便不离床,不随意搬动病人以免病情加重;腹腔内脏损伤未排除前,应严格禁食,并补充足量的液体,给予营养支持,必要时行胃肠减压;待病情好转,肠蠕动功能恢复,肛门排气后,拔除胃肠减压管,开始进流质饮食。

（3）病情观察：包括①观察生命体征变化：每15~30min测定脉搏、呼吸、血压1次；②观察腹部体征变化，每30min检查1次，注意腹膜刺激征的程度和范围变化；③定期监测血常规，每30~60min抽血，检测红细胞、白细胞、血红蛋白和血细胞比容的值，并进行比较，以了解腹腔内出血情况。闭合性腹部损伤若出现下列情况之一，应高度警惕腹内脏器损伤的存在，主要有：①腹痛和腹膜刺激征有进行性加重或范围扩大者；②全身情况有恶化趋势，出现明显出血性休克表现者；③腹胀明显，肠蠕动减弱或消失者；④胃肠出血者；⑤红细胞计数进行性下降者。此时，立即通知医生，做好紧急手术的术前准备。

（4）用药护理：病人病情诊断不明确时，严禁使用止痛剂，以免掩盖伤情。使用足量的广谱抗生素预防或治疗可能存在的腹内感染。及时输液、输血以防治水、电解质及酸碱平衡失调，纠正休克，注意安排好输液的顺序，根据病人的临床表现和补液监测指标，及时调整输液。

（5）术前护理：诊断明确需进行手术治疗的病人，及时做好急症术前准备。包括备皮、备血、药物过敏试验、麻醉前用药、插胃管、插导尿管等。术前禁忌灌肠，因肠管损伤病人，灌肠会加重病情。对有合并伤的病人，术前要做好相应的护理措施，如胸部损伤病人送手术室前，协助做好胸腔闭式引流，以免麻醉中发生危险的张力性气胸。

（6）术后护理：见急性化脓性腹膜炎病人的护理。

【见习准备】

护士服、口罩、帽子。

【见习流程】

1. 由带教老师选定急性腹膜炎及腹部损伤病人若干例。

2. 每8~10位学生一组在带教老师的带领下对急性腹膜炎及腹部损伤的病人进行病史采集和护理评估。

3. 每8~10位学生一组在带教老师的带领下见习急性腹膜炎及腹部损伤病人的术前和术后护理措施。

4. 每 8~10 位学生一组在带教老师的带领下观察和处理急性腹膜炎及腹部损伤手术后病人的并发症。

5. 每位学生自选其中任何一个病案写一份见习报告。

【见习报告】

1. 根据见习所得的资料选择其中任何一个病例书写一份护理病历。
2. 书写一份见习报告。
3. 教师对该生所交作业进行评价，记入总成绩中。

【思考题】

1. 观察病人时哪些表现出现提示有急性化脓性腹膜炎存在？半卧位对急性化脓性腹膜炎病人有何意义？
2. 临床特别要加强闭合性腹部损伤病人的护理的原因是什么？如何做好闭合性腹部损伤诊断不明时的护理工作？

第三节　胃十二指肠疾病病人的护理

【见习目的】

1. 熟悉胃十二指肠溃疡病人的护理评估及主要的护理诊断。
2. 掌握胃大部切除术的手术方式。
3. 掌握胃十二指肠手术病人术后护理措施。

【见习内容】

1. 胃十二指肠溃疡病人的护理评估。
2. 胃十二指肠溃疡的临床表现及术前、术后护理。
3. 指导见习学生书写见习报告。

【相关理论】

一、胃十二指肠溃疡的临床表现（表 20-2）

表 20-2　胃十二指肠溃疡的临床表现

名称	临床表现
十二指肠溃疡	饥饿痛，进餐后缓解，服抗酸药能止痛
胃溃疡	饱食痛，经 1~2 小时后逐渐缓解，服抗酸药疗效不明显
胃十二指肠溃疡伴急性穿孔	多发生在夜间空腹或饱食后，突然持续性上腹刀割样剧痛
	腹式呼吸减弱或消失，全腹有腹膜刺激征，呈"板状腹"，肝浊音界缩小或消失，肠鸣音减弱或消失
	X 线检查有膈下游离气体
胃十二指肠溃疡伴急性大出血	主要症状是突然大量呕血或柏油样粪便
胃十二指肠溃疡瘢痕性幽门梗阻	呕吐为最突出的症状，呕吐物为宿食，呕吐后自觉胃部舒适
	腹部检查可见胃型和蠕动波
	胃镜检查可见胃内大量潴留的胃液和食物残渣
胃癌	早期无明显症状，半数病人较早出现上腹隐痛，一般服药后可暂时缓解
	纤维胃镜是诊断早期胃癌的有效方法，可直接观察病变部位，并做活检确定诊断
	粪便隐血试验持续阳性

二、胃十二指肠溃疡胃大部切除术的手术方式

1. 毕 Ⅰ 式胃大部切除术

（1）多适用于治疗胃溃疡。

（2）方法：胃大部切除后，将残胃与十二指肠吻合。

（3）优点：是重建后的胃肠道接近正常解剖生理状态。

（4）缺点：是胃体不能切除过多以免吻合口张力大导致吻合口瘘，所以毕 Ⅰ 式手术不适用十二指肠溃疡的切除。

2. 毕 Ⅱ 式胃大部切除术

（1）适用于各种胃十二指肠溃疡，特别是十二指肠溃疡。

（2）方法：切除远端胃大部后，缝闭十二指肠残端，残胃与上段空肠吻合。

（3）优点：是吻合口张力小，复发率低。

（4）缺点：是破坏了胃肠的正常解剖关系术后发生胃肠道功能紊乱的可能性较多。

三、胃十二指肠溃疡手术前后护理

1. 手术前护理

（1）心理护理。

（2）饮食及生活习惯的护理：要有规律进食，给予高蛋白、高热量、高维生素、易消化的饮食。

（3）用药护理：按医嘱给药，并观察药物疗效。

（4）常见溃疡病并发症的护理

1）溃疡急性穿孔：无休克，取半卧位；禁食，持续胃肠减压，输液，应用抗生素，并严密观察病情变化。

2）溃疡急性大出血：包括病人绝对卧床休息，取平卧位，呕血时可取去枕平卧位头偏向一侧；一般应暂禁食、输液输血，密切观察生命体征、呕血及便血情况。如经6~8小时治疗，病人未见好转反而加重者，应手术治疗。

3）瘢痕性幽门梗阻：包括病人应卧床休息，根据梗阻情况给予流质饮食或禁食，同时静脉输液，纠正水、电解质及酸碱平衡紊乱，补给营养以改善病人营养状况。术前2~3天每晚用温生理盐水洗胃，以减轻长期梗阻所致的胃黏膜水肿，有利于手术后吻合口的愈合。

4）拟行迷走神经切断术的病人：术前应作基础胃酸分泌量和最大胃酸分泌量测定，以比较手术后疗效。

（5）做好术前常规准备。

2. 手术后护理

（1）一般护理

1）待麻醉作用消除及血压平稳后，取半卧位。

2）禁食、禁饮，胃肠减压、输液及应用抗生素。

3）观察生命体征及引流液的颜色、量及性状。

4）肠蠕动恢复、肛门排气，拔除胃肠减压管后当日少量饮水或米汤，第2日进半量流质饮食，鼓励病人术后早期活动。

（2）术后并发症的观观察及护理

1）吻合口出血：应协助配合医生采取禁食，应用止血药、抗酸药及输鲜血等措施，多可停止；若经上述处理生仍出血不止，应手术止血。

2）十二指肠残端破裂：是毕Ⅱ式胃大部切除术后近期严重并发症。一般发生于术后3~6天。需立即进行手术治疗。

3）胃肠吻合破裂或瘘：多发生在术后5~7天。多数因吻合处张力过大、低蛋白血症、组织水肿等致组织愈合不良而发生。胃肠吻合口破裂引起明显腹膜炎症状和体征，需立即手术治疗。

4）术后梗阻：有①吻合口梗阻：常由于吻合口过小或水肿引起。病人表现进食后上腹饱胀、呕吐食物，不含胆汁。经非手术治疗无效时，可考虑手术治疗。②输入段梗阻：如为急性完全性输入段梗阻，应积极配合医生紧急手术治疗；如为慢性不完全性输入段梗阻，多数病人可经非手术治疗而缓解，少数需再次手术。③输出段梗阻：多因粘连、大网膜水肿或炎性肿块压迫等所致。表现为上腹饱胀、呕吐食物和胆汁。若不能自行缓解，应手术解除梗阻。

5）倾倒综合征：多发生于餐后30min内。主要表现为上腹饱胀不适，恶心、呕吐，伴有头晕、大汗、心悸等，症状持续60~90min后自行缓解。指导病人少食多餐，进餐后平卧10~20min可缓解症状。避免进食过甜，选用脂肪、蛋白含量较高的较干的膳食，在一年内多能自愈。

6）低血糖综合征：表现为餐后2~4小时，出现心慌、无力、眩晕、出汗、手颤，可导致虚脱。饮食中减少糖类含量，增加蛋白质比例，少食多餐可防止其发生。

【见习准备】

护士服、口罩、帽子。

【见习流程】

1. 由带教老师选定胃十二指肠溃疡外科治疗病人若干例。
2. 学生每8~10人一组在带教老师的带领下对胃十二指肠溃疡外科治疗

病人进行病史采集和护理评估。

3. 学生每8~10人一组在带教老师的带领下见习胃十二指肠溃疡外科治疗病人的术前和术后护理措施。

4. 学生每8~10人一组在带教老师的带领下观察和处理胃十二指肠溃疡外科治疗手术后病人的术后并发症。

5. 通过观看录像进一步了解胃十二指肠溃疡疾病的相关知识。

6. 每位学生写一份见习报告。

【见习报告】

1. 根据见习所得资料记录一份胃十二指肠溃疡外科治疗病人的护理病历。

2. 写一份见习心得体会。

3. 教师根据学生见习报告及见习过程评价进行综合评价。

【思考题】

患者，男性，45岁，患胃溃疡8年余，近几个月来自觉症状加重。6小时前病人进食后突感上腹部刀割样剧痛，很快延及全腹，伴恶心呕吐。体检：T 37.1℃、P 106次/分、R 24/分、Bp 110/80mmHg。腹式呼吸消失、板状腹、全腹压痛和反跳痛、肠鸣音明显减弱、肝浊音界消失、移动性浊音阳性。请分析：

1. 病人最可能并发了什么问题？首选辅助检查方法？

2. 病人目前的主要护理诊断/问题及护理措施？

第四节　肠疾病病人的护理

【见习目的】

1. 掌握肠疾病病人的临床表现及术前、术后的护理。

2. 掌握肠疾病病人的见习报告书写。

3. 熟悉肠疾病病人的护理评估。

4. 熟悉急性阑尾炎的病理，肠梗阻的分类。

【见习内容】

1. 肠疾病病人的评估。
2. 肠疾病的临床表现及术前、术后的护理。
3. 指导见习学生书写见习报告。

【相关理论】

一、各种常见肠疾病的临床表现（表20-3）

表 20-3　各种常见肠疾病的临床表现

名称	临床表现
急性阑尾炎	多由于阑尾管腔堵塞引起，多数病人具有典型的转移性右下腹痛和右下腹固定压痛，压痛点通常位于麦氏点
肠梗阻	是外科常见急腹症之一，以机械性肠梗阻常见，各类型的肠梗阻共同表现为腹痛，腹胀，恶心，呕吐，肛门停止排便排气
大肠癌	好发于直肠和乙状结肠，不同部位有不同表现，左半结肠癌以肠梗阻、便秘、腹泻交替、里急后重为主要表现；右半结肠癌以全身症状、腹部肿块为主要表现；直肠癌以大便性质和排便习惯改变为主

二、各种常见肠疾病手术前后护理

1. 手术前护理要点

（1）术前教育：告知病人多饮水，多吃蔬菜等粗纤维食物；对于急性阑尾炎患者应告知其及家属尽快手术的必要性；大肠癌的患者要做好心理护理，使患者主动接受并配合手术及其他辅助治疗。

（2）特别胃肠道准备：大肠癌术前肠道准备包括：控制饮食（术前3天给流质饮食）、清洁肠道（术前2天给口服液体石蜡油30ml 或 50%的硫酸镁30ml）、预防感染（术前3天口服新霉素1g 或链霉素0.5g，每天4次，口服甲硝唑0.4g，每天3次，服药期间肌注维生素K）。

（3）急性肠疾病护理：密切观察生命体征和腹部情况，做好急症手术准备，如禁饮食、胃肠减压、补液、给予抗生素、备血等。

2. 手术后护理要点

（1）体位：术后根据麻醉要求，给予适当的体位，血压平稳后取半卧位。

（2）饮食与输液：术后胃肠功能恢复前（术后2~3天）保留胃管，待肛门排气、排便后开始进流质，持续3天左右后逐渐过渡至半流质、软食、普食。不能饮食及饮食不足均输液补给。

（3）活动：鼓励患者早期起床活动以促进肠蠕动恢复，防止肠粘连。

（4）切口护理：注意切口有无渗血，敷料有无污染，必要时给予更换。

（5）引流管的护理：保持有效的胃肠减压，妥善固定，保持引流通畅，记录颜色量性质；Mile手术后，骶前引流管接负压装置，2~3天后无引流液排出可拔出；导尿管留置期间每天2次尿道口护理，每4~6小时开放一次，训练膀胱功能。

（6）结肠造口的护理：术后2~3天肠功能恢复后开放人工肛门；造瘘口开放的时候取左侧卧位；腹部切口应用塑料薄膜隔开，防粪便污染；造瘘口周围皮肤用凡士林纱布覆盖，并以氧化锌软膏涂抹保护周围皮肤；指导患者正确使用人工肛袋，松紧度宜适宜，不宜长期使用，1~2周后每天定时经造瘘口注入500ml左右的等渗盐水，逐渐建立起排便的习惯；避免进食产气或刺激性食物，以免胀气。

（7）观察并发症：①切口感染：注意有无发热、切口红肿、疼痛等感染征象；②腹腔脓肿：如术后体温升高或下降后又升高，有腹痛、腹胀、大便次数增加等现象，应警惕；③粪瘘、吻合口瘘：注意观察腹腔引流管或腹壁是否流出较多带有粪臭味的液体，伴发热、腹痛。

【见习准备】

护士服、口罩、帽子。

【见习流程】

1. 由带教老师选定急性阑尾炎、肠梗阻和大肠癌病人若干例。
2. 学生每8~10人一组在带教老师的带领下对肠疾病的病人进行病史采

集和护理评估。

3. 学生每 8~10 人一组在带教老师的带领下见习肠疾病病人的术前和术后护理措施。

4. 学生每 8~10 人一组在带教老师的带领下观察和处理肠疾病手术后病人的并发症。

5. 通过观察录像进一步了解肠疾病相关知识。

6. 每位学生写一份见习报告。

【见习报告】

1. 根据见习所得的资料记录一份肠疾病病人的护理病历。

2. 写一份见习心得体会。

3. 教师对该生所交作业进行评价。

【思考题】

1. 肠梗阻的分类。

2. 肠疾病病人护理要点。

第五节 直肠肛管疾病病人的护理

【见习目的】

1. 掌握常见直肠肛管疾病（痔、肛瘘、肛裂及直肠癌）病人的评估。

2. 掌握常见直肠肛管疾病（痔、肛瘘、肛裂及直肠癌）的临床特点、治疗要点及护理特点。

【见习内容】

1. 痔的类型、各型各期特点、护理评估、治疗要点及护理特点。

2. 肛瘘病人的评估，分型，手术治疗要点，术前、术后的护理。

3. 肛裂病人的评估，临床特点，手术治疗要点，术前、术后的护理。

4. 直肠癌病人的评估，术前、术后的护理。

【相关理论】

一、痔

痔是肛垫病理性肥大和移位，是齿线两侧直肠上、下静脉丛的扩大曲张引起的静脉团块，可产生出血、栓塞、脱出等表现。分为内痔、外痔和混合痔，好发截石位3、7、11点。

1. 病因　肛垫下移学说认为痔由肛垫下移形成，局部组织慢性感染变性，腹压增高，盆底松弛及肛门括约肌功能下降等，使肛垫易于滑脱，内下移位成痔。

2. 护理评估

(1) 内痔：主要表现有①无痛鲜血便：出血量一般不多，有时较多，呈喷射状，日久可造成失血性贫血；②痔块脱出'内痔二、三期可脱出肛门外，由较早期便后自行回复变为必须用手推回肛门内，否则容易嵌顿，坏死；③肛周皮肤瘙痒：因痔脱出、刺激分泌物增多、括约肌松弛、分泌物外流等引起；④发生嵌顿绞窄、坏死感染时，可有剧痛。

检查时，内痔和混合痔的内痔部分除非脱出，一般不能看见。肛门镜下可见到痔块为暗紫色，有时可见黏膜糜烂或出血点。

(2) 血栓性外痔：多因排粪或用力，肛门边缘静脉破裂，血液渗于皮下组织，成为血肿，凝结成疼痛肿块。排粪和活动时加重，检查见肛缘处有突出的暗紫色长圆形肿块，表面皮肤水肿，质硬，压痛明显，不活动。

(3) 混合痔：兼有内痔和外痔的特点。

3. 护理措施

(1) 一般措施：注意饮食，保持大便通畅、便后温热水清洗坐浴、坚持每日做数次提肛锻炼，每次10分钟左右。口服化痔丸或肛内用痔疮栓等有消炎、滑润、收敛的作用。内痔嵌顿初期，可及时将痔团推回肛门内。

(2) 手术护理：术前包括纠正贫血、便后药物坐浴、改进饮食等。

术后包括注意创口有无出血，调节饮食，保持大便松软，便后温热水或药液清洗坐浴，之后应予换药等。

二、肛　　裂

肛裂是肛管处深及全层的纵形皮肤裂开继发感染所形成的慢性溃疡，多发生在后正中部位。

1. 病因与病理　发病主要与肛门内括约肌下缘增生肥厚有关。病理改变有纵形全层的溃疡、前哨痔、浅皮瘘、肛裂上端肛乳头炎和乳头肥大。

2. 护理评估　典型表现是便时、便后肛门剧疼痛，便秘。两者形成恶性循环。创面裂开可有少量出血，在粪便表面或便后滴血。检查时用手轻轻分开肛门。肛指和肛镜检查会引起病人剧烈疼痛，不宜进行。

3. 护理措施　主要采用手术治疗。手术核心措施是切断肛门内括约肌下缘增生肥厚纤维带并扩肛；溃疡、皮赘（前哨痔）、浅皮瘘及肛乳头肥大常一并切除。创面不予缝合，术后保持排便通畅，热水坐浴和伤口换药，坚持提肛锻炼，直至完全愈合。

三、肛　　瘘

肛瘘是肛管直肠与肛门周围皮肤相通的感染性管道，其内口位于齿线附近，外口位于肛门周围皮肤上。

1. 病因与分类　肛瘘多由肛门直肠脓肿破溃或切开排脓后形成。根据瘘管位置深浅分为：低位肛瘘和高位肛瘘。根据瘘管分支与数量分为：单纯性肛瘘（只有一个内口，一根瘘管和一个外口）和复杂性肛瘘（有一个内口，多个分支瘘管和多个外口）。

2. 护理评估　外口流脓、淌水和排气是主要症状，检查时外口常为乳头状突起或是肉芽组织的隆起，挤压有少量脓液排出，单一外口的几乎均是单纯性肛瘘，多个外口且皮下瘘管相通的是复杂性肛瘘。肛瘘内口是原发病灶部位，切除或切开内口是治愈肛瘘的关键。

3. 护理措施

（1）急性感染发作期：应用抗菌药物，局部理疗，热水坐浴，脓肿形成后行一次性治愈手术。

（2）低位肛瘘：行瘘管切开或切除术。正确找到内口，切开或切除全部瘘管，伤口底小口大的"V"形，加强伤口换药，保证伤口从底向上愈合，是治愈关键。术后控制感染，保持排便通畅，热水坐浴和坚持提肛锻炼。

（3）高位肛瘘：实行挂线治疗。术后控制感染，加强伤口换药，保持排便通畅，热水坐浴和坚持提肛锻炼。

四、直 肠 癌

直肠癌是消化道常见的恶性肿瘤，发病仅次于胃癌。好发于40～60岁。绝大多数癌肿可在直肠指检时触及。

1. 病因及发病机制

病因尚不明确，可能与直肠腺瘤癌变，慢性炎症，长期进脂肪、肉食等低渣食物相关。

根据肿瘤大体形态，直肠癌分为：①肿块型；②浸润型；③溃疡型。

2. 护理评估

（1）健康史：询问病人过去有无息肉、直肠炎症等病史；了解病人的饮食习惯是否与癌变有关。

（2）身体状况：直肠癌早期多无症状或症状轻微，易被忽视。随着病程的发展与病灶的增大，产生一系列症状：直肠刺激症状（如便意频繁及排便习惯改变、肛门坠胀、里急后重、排便不尽感），粪便表面带血及黏液；粪便变形、变细。当造成肠腔部分梗阻后，有腹痛、腹胀、肠鸣音亢进等不完全性肠梗阻的表现。晚期病人可有腹水、肝大、黄疸、贫血、消瘦、浮肿、恶病质等表现。直肠指检是直肠癌的首选检查方法，75%以上的直肠癌病人经直肠指检可触及肿瘤。因此，凡有血便、大便习惯改变、大便变形等症状的病人，均应行直肠指检。内镜检查是确诊最有效、最可靠的方法，包括直肠镜、乙状结肠镜和纤维结肠镜等，发现早期病变，同时钳取活组织进行病理检查。

3. 护理措施

（1）术前护理：包括做好结肠造口病人的心理护理工作，加强营养，肠道准备（术前清洁肠道，使结肠排空，减少肠腔内细菌数量，减少手术中污染，防止术后腹胀和切口感染，有利于吻合口愈合，是大肠癌术前护理的重点），放置胃管，留置导尿管及协助医师做好术前各项检查；常规准备术中使用的抗肿瘤药物。

（2）术后护理：包括病情观察，术后饮食与输液调节护理，引流管及局部伤口护理，结肠造口（人工肛门）护理（指导病人正确使用造口袋、定时扩张造口及造口局部护理）。

【见习准备】

护士服、口罩、帽子。

【见习流程】

1. 由带教老师选定常见直肠肛管疾病（痔、肛瘘、肛裂及直肠癌）病人若干例。

2. 学生每8~10人一组在带教老师的带领下对常见直肠肛管疾病（痔、肛瘘、肛裂及直肠癌）的病人进行病史采集和护理评估。

3. 学生每8~10人一组在带教老师的带领下见习常见直肠肛管疾病（痔、肛瘘、肛裂及直肠癌）病人的一般护理措施、术前和术后护理措施。

4. 每位学生写一份见习报告。

【见习报告】

1. 根据见习所得的资料记录一份痔、肛瘘、肛裂或直肠癌病人的护理病历。

2. 写一份见习心得体会。

3. 教师对该生所交作业进行评价。

【思考题】

1. 痔的一般护理措施包括哪些内容？如何指导或协助病人完成一般护理措施？

2. 如何护理肛瘘挂线病人？

3. 叙述低位直肠癌根治术后病人人工肛门的护理要点。

4. 患者，女，27岁，2年前生孩子后常有与大便干软关系不密切的便时出血，鲜红，与大便不混合，近日每次排便时均有出血，量增多。检查肛门周围无异常，直肠指检未触及包块。医生诊断内痔。请为该患者制定护理措施。

第六节 肝胆疾病病人的护理

【见习目的】

1. 熟悉门静脉高压症、原发性肝癌的护理评估及临床表现。
2. 掌握门静脉高压症病人使用三腔二囊管的护理及手术前后的护理。
3. 掌握胆石症与胆道感染、急性重症胆管炎病人的护理评估，手术前后的护理。
4. 掌握T型管引流的护理。
5. 掌握肝胆疾病病人的见习报告书写。

【见习内容】

1. 肝胆疾病病人的评估。
2. 肝胆疾病病人的临床表现及术前、术后的护理。
3. 三腔二囊管的护理及T型引流管的护理。
4. 指导见习学生书写见习报告。

【相关理论】

一、常见肝胆疾病病人的临床表现和治疗要点（表20-4）

表20-4 常见肝胆疾病的临床表现和治疗要点

名称	临床表现	治疗要点
门静脉高压症	脾肿大；呕血、黑便；腹水；其他，如蜘蛛痣、腹壁静脉曲张、痔等	非手术治疗：药物 手术治疗：分流术、断流术、脾切除术等
原发性肝癌	肝区疼痛，右肩疼痛；黄疸；腹胀；食欲缺乏、乏力、消瘦等；肝肿大	手术治疗为主，辅以化疗等其他治疗
胆囊结石及胆囊炎	右上腹阵发性绞痛，向右肩背部放射；恶心、呕吐；发热；Murphy征阳性	非手术治疗：解痉止痛、禁食补液、抗生素等 手术治疗：首选胆囊切除术
胆管结石及胆管炎	夏柯三联征（腹痛、寒战高热、黄疸）雷诺五联征（腹痛、寒战高热、黄疸、休克、神经精神症状）	手术治疗为主：胆总管切开取石加T型管引流；抗生素应用等

二、手术前后护理

1. 手术前护理要点

（1）心理护理。

（2）注意观察病情的突然变化，有无出现并发症表现，如食管胃底静脉曲张破裂出血（预防措施：饮食不可过热，避免干硬及辛辣刺激性食物，避免劳累、咳嗽、便秘等腹内压增高的因素，术前一般不放胃管）、肝性脑病、肝癌结节破裂出血。

（3）改善肝功能及全身营养状况，术前给予高热量、高维生素、低脂饮食。

（4）适当使用护肝药物，如肌苷、辅酶 A 等；防治感染，肝手术前 2 天使用抗生素，以预防手术前后感染发生。

（5）黄疸皮肤瘙痒时，可用炉甘石洗剂；胆绞痛者常用哌替啶、阿托品肌注，禁用吗啡，以免引起 Odds 括约肌痉挛，加重胆道梗阻。

（6）肠道准备，术前 3 天应进行必要的肠道准备。术前 1 天用酸性液灌肠（禁用肥皂水灌肠，以免增加肠道产氨，诱发肝性脑病）。

（7）其他工作，如术前备皮、皮试、留置尿管等。

2. 手术后护理要点

（1）饮食与输液：术后禁饮食，胃肠减压，同时输液支持。肛门排气后进食。分流术后限制蛋白质摄入。

（2）严密观察病情变化：黄疸、腹痛、发热等表现，有无并发症出现，如腹腔内出血、肝性脑病、肠系膜血栓形成（脾切除后血小板迅速增高引起）、伤口感染、肝功能衰竭、胆汁渗漏。

（3）体位与活动：病情平稳后宜取半卧位。分流术后需卧床 1 周，一般不宜过早起床活动，防术后出血。

（4）继续使用保肝药物及应用抗生素。

（5）引流管护理：肝手术后可能使用多种引流，应保持各种引流管通畅，妥善固定，详细观察并记录引流量和内容物的性状以及变化情况。肝叶切除术后肝周的引流管一般放置 3~5 天，间歇给氧 3~4 天，渗液明显减少时应及时去除引流管。

（6）腹腔镜胆囊切除术（LC）手术前后的护理。

3. 三腔二囊管引流的护理（见第十章）

4. T型管引流的护理要点（见第十章）

【见习准备】

护士服、口罩、帽子。

【见习流程】

1. 由带教老师选定门静脉高压症、原发性肝癌、胆囊结石及胆囊炎、胆管结石及胆管炎病人若干例。

2. 学生每 8~10 人一组在带教老师的带领下对门静脉高压症、原发性肝癌的病人进行病史采集和护理评估。

3. 学生每 8~10 人一组在带教老师的带领下对胆囊结石及胆囊炎、胆管结石及胆管炎的病人进行病史采集和护理评估。

4. 学生每 8~10 人一组在带教老师的带领下见习门静脉高压症、原发性肝癌、胆囊结石及胆囊炎、胆管结石及胆管炎病人的术前护理措施。

5. 学生每 8~10 人一组在带教老师的带领下见习门静脉高压症、原发性肝癌、胆囊结石及胆囊炎、胆管结石及胆管炎病人的术后护理措施。

6. 学生每 8~10 人一组在带教老师的带领下观察和处理三腔二囊管及T型引流管病人的护理。

7. 通过观察录像进一步了解肝胆疾病相关知识。

8. 每位学生写一份见习报告。

【见习报告】

1. 根据见习所得的资料选择一位肝胆疾病病人书写一份护理病历。

2. 写一份见习心得体会。

3. 教师对该生所交作业进行评价。

【思考题】

1. 门静脉高压症及原发性肝癌的并发症及护理。

2. 肝胆疾病病人的护理要点。

3. 三腔二囊管引流的护理要点。

4. T型管引流的护理要点。

第二十一章

颅脑损伤病人的护理

【见习目的】

1. 熟悉颅脑损伤病人的评估。
2. 掌握颅脑损伤的分类、临床表现及护理要点。
3. 掌握颅脑损伤病人的见习报告书写。

【见习内容】

1. 颅脑损伤病人的评估。
2. 颅脑损伤病人的临床表现及术前、术后的护理。
3. 指导见习学生书写见习报告。

【相关理论】

一、常见颅脑损伤病人的临床表现及鉴别诊断（表21-1）

表21-1 常见颅脑损伤病人的临床表现及鉴别诊断

名称		临床表现
头皮损伤	头皮血肿	多因钝器所致，按血肿出现于头皮的层次部位分为： （1）皮下血肿：血肿体积小，张力大，压痛明显 （2）帽状腱膜下血肿：因该处结缔组织疏松，出血易扩散，触诊有波动感 （3）骨膜下血肿：出血范围局限于某一颅骨，以骨缝为界，张力大
	头皮撕脱伤	多因发瓣受机械力牵拉，使大块头皮自帽状腱膜下层一起撕脱所致，出血多、疼痛重
	头皮裂伤	多因钝器或锐器打击所致，由于头皮血管丰富，出血较多，可引起失血性休克
颅骨骨折	颅盖骨骨折	分为线性骨折和凹陷性骨折

续表

名称		临床表现
脑损伤		线性骨折：发生率最高，局部压痛、肿胀
		凹陷性骨折：好发于额部、顶部，多为全层凹陷
	颅底骨骨折	常伴有硬脑膜破裂，引起脑脊液漏，根据骨折位置分为3种
		（1）颅前窝骨折：常有眶周、球结膜下瘀斑，即"熊猫眼"征，有脑脊液鼻漏
		（2）颅中窝骨折：咽黏膜下、乳突区淤血斑，有脑脊液耳漏和鼻漏
		（3）颅后窝骨折：乳突后、枕后区淤血斑，脑脊液可漫至乳突后
	脑震荡	无明显器质性脑组织损害，为一过性脑功能障碍，伤后立即出现短暂意识障碍，不超过30分钟，可出现逆行性遗忘
	脑挫裂伤	有脑实质损伤，意识障碍是最突出的临床表现，一般伤后立即出现昏迷，多数病人超过半小时，严重者长期昏迷，有的病人还会出现受伤部位相应的神经功能障碍和体征，也可诱发脑水肿和颅内高压
	颅内血肿	颅脑损伤中最多见、最危险，却又是可逆的继发性病变，根据血肿位置可分为3种
		（1）硬脑膜外血肿：典型表现在原发性意识障碍后有一段中间清醒期，然后再度意识障碍，并渐次加重
		（2）硬脑膜下血肿：最常见，伤后持续性昏迷并逐渐加重，较早出现颅内高压及脑疝；
		（3）脑内血肿：以进行性加重的意识障碍为主，常与硬脑膜下血肿共存。根据血肿累及脑功能区的不同，可出现不同症状：如偏瘫、失语、癫痫等

二、颅脑损伤病人的护理要点

1. **头皮损伤病人护理要点**

（1）监测生命体征、瞳孔和神志变化；注意有无脑损伤和颅内高压。

（2）减轻疼痛。

（3）观察创面有无渗血，保持敷料干燥清洁。

（4）适当给予抗生素和破伤风抗毒素。

2. **颅骨骨折病人护理要点**

（1）观察生命体征、瞳孔、神志变化及有无脑损伤和颅内高压出现。

（2）有脑脊液漏的患者要注意防止脑脊液逆行导致颅内感染，并促进漏口早日愈合。

（3）预防性给予抗生素和破伤风抗毒素。

（4）观察病情，及时发现和处理并发症。

3. 脑损伤病人护理要点

（1）保持呼吸道通畅。

（2）加强营养，意识障碍者尽早采用胃肠外营养。

（3）观察病人的意识状态、生命体征及瞳孔的变化。

（4）采用头高位，利于静脉回流，减轻脑水肿。

（5）预防并发症。

（6）指导病人康复训练。

【见习准备】

护士服、口罩、帽子。

【见习流程】

1. 由带教老师选定头皮损伤、颅骨骨折、脑损伤病人若干例。

2. 学生每8~10人一组在带教老师的带领下对颅脑损伤的病人进行病史采集和护理评估。

3. 学生每8~10人一组在带教老师的带领下见习颅脑损伤病人的护理措施。

4. 学生每8~10人一组在带教老师的带领下观察和诊断脑损伤病人的意识障碍分级。

5. 通过观察录像进一步了解颅脑损伤的相关知识。

6. 每位学生写一份见习报告。

【见习报告】

1. 根据见习所得的资料记录一份颅脑损伤病人的护理病历。

2. 写一份见习心得体会。

3. 教师对该生所交作业进行评价。

【思考题】

1. 颅脑损伤的分类有哪些？

2. 颅底骨折三种不同位置如何区别？

3. 如何防止脑脊液外漏病人脑脊液逆流？

4. 脑损伤病人如何预防并发症？

5. 颅脑损伤病人的护理措施有哪些？

第二十二章

胸部疾病病人的护理

【见习目的】

1. 掌握胸部损伤病人及胸膜腔闭式引流病人的护理要点。
2. 熟悉胸膜腔闭式引流术的适应证。
3. 掌握胸部疾病病人的见习报告书写。

【见习内容】

1. 胸部损伤病人的评估。
2. 胸部损伤的临床表现及胸膜腔闭式引流的护理。
3. 指导见习学生书写见习报告。

【相关理论】

（一）护理评估

1. 健康史　询问病人胸部有无外伤史、是否有开放性伤口、伤口是否肿胀等。
2. 身体情况

（1）肋骨骨折：①症状：骨折部位疼痛，尤其在深呼吸、咳嗽或转动体位时加重。如果发生多根肋骨多处骨折，局部胸壁因失去完整的骨性支撑而软化，出现反常呼吸运动，即吸气时软化区胸壁内陷；呼气时则相反，又称为连枷胸。连枷胸所致的反常呼吸运动使呼吸时双侧胸腔压力的不均衡造成纵隔扑动，影响肺通气和静脉血回流，导致体内缺氧和二氧化碳滞留，严重时发生呼吸和循环功能衰竭。②体征：受伤局部肿胀、压痛，有时可触及骨折断端和骨摩擦感。

（2）气胸（表22-1）

表22-1 三种不同性质气胸临床表现、体征和治疗

类型	闭合性气胸	开放性气胸	张力性气胸
空气来源	破裂的肺组织	胸壁开放性伤口	较大的肺泡、较深较大的肺或支气管破裂口
病理	胸膜腔负压减少 伤侧肺部分萎缩 影响呼吸循环功能	胸膜腔负压消失＝大气压 伤侧肺完全萎缩 纵隔扑动 吸入气体含氧量低	胸膜腔压力＞大气压 伤侧肺完全萎缩 纵隔明显移向健侧 健侧肺受压明显 呼吸循环功能障碍，皮下气肿
临床症状	小量气胸（<30%）无明显症状 中量气胸（30%~50%） 大量气胸（>50%） 均出现缺氧症状	缺氧症状明显，显著呼吸困难	缺氧症状显著，极度呼吸困难
体征（伤侧）	胸部饱满，肋间隙加宽 气管移向健侧 叩诊呈鼓音 呼吸音减弱甚至消失	气管移向健侧 叩诊呈鼓音 呼吸音消失 听见气体进出胸腔的吸吮样音	胸部极度膨胀 气管明显移向健侧 叩诊高度鼓音 呼吸音消失 皮下气肿（捻发音）
检查	X线：胸膜腔积气，不同程度的肺萎缩，纵隔移位		
治疗	小量气胸不需特殊处理 中量、大量气胸 应穿刺排气	急救：立即封闭伤口 加压包扎，穿刺减压，	急救：立即排气减压 有伤口立即封闭

（3）血胸（表22-2）

表22-2 不同血源来源血胸的临床表现、辅助检查和治疗

血液来源	分类	临床表现	辅助检查	治疗
肺组织裂伤	小量血胸<500ml	症状：小量血胸无明显症状，大量血胸出现失血性休克及感染症状	X线：胸膜腔积液 化验：贫血表现	非进行性血胸 小量的不需特殊治疗，可自行吸收 中、大量的血胸应胸穿和引流
肋间、胸廓内A、V破裂	中量血胸 500~1000ml			
心脏、胸内大血管损伤	大量血胸>1000ml	体征：胸膜腔积液	胸腔穿刺：抽出不凝固血液	进行性血胸立即开胸探查，手术止血

3. 辅助检查　见以上表格。

4. 治疗　见以上表格。

(二) 护理诊断

1. 焦虑、恐惧　与胸部损伤、惧怕手术等有关。

2. 心输出量减少　与大量失血、纵隔摆动有关。

3. 疼痛　与肋骨骨折、损伤性气胸有关。

4. 低效性呼吸形态　与气胸、血胸、疼痛、反常呼吸运动有关。

5. 有感染的危险　与胸部损伤、咳嗽无力、呼吸道分泌物积聚、引流无效有关。

(三) 护理措施

1. 急救护理

（1）多根多处肋骨骨折：现场急救应用厚棉垫加压包扎以减轻或消除局部的反常呼吸运动，然后用绷带加压包扎固定。

（2）开放性气胸：立即用凡士林纱布加厚敷料于呼气末严密封闭伤口，牢固包扎固定，使开放性气胸变为闭合性气胸，再穿刺胸膜腔抽气减压，暂时解除呼吸困难。

（3）张力性气胸：用粗针头经伤侧锁骨中线与第2肋间连线处用粗针头穿刺入胸膜腔进行排气减压，并在针头尾部结扎一橡皮指套，顶端剪开约1cm小口，作为排气活瓣，使气体只能排出，不能进入胸膜腔，同时用血管钳将针头固定于胸壁。

2. 一般护理

（1）体位与活动：保证病人充分休息，协助病人采取舒适卧位；避免用力、屏气、咳嗽等增加胸膜腔内压的活动；血压平稳者取半坐卧位，有利于呼吸、咳嗽排痰及胸腔引流。卧床期间，协助病人每2h翻身一次。

（2）饮食：指导病人加强营养，少食刺激性的食物。

（3）保持呼吸道通畅：及时清除口腔、呼吸道的血液、痰液及呕吐物；鼓励和协助病人做深呼吸，有效咳嗽、排痰以促进肺扩张。

3. 病情观察　密切观察和记录生命体征，注意病人有无气促、缺氧、呼吸困难等症状；观察呼吸频率、节律、幅度；无气管移位，皮下气肿有无改善等。

4. 胸腔闭式引流护理

（1）胸腔引流管插入位置：排气者，取患侧锁骨中线第2肋间隙，排液者，在腋中线6~8肋间隙，排脓者，常选择脓液集聚的最低位置。

（2）影响引流的因素及护理

1）保持管道的密闭：随时检查引流装置是否密闭，为避免空气进入胸膜腔，引流瓶用紧密的橡皮塞，所有接头应连接紧密。引流管周围用油纱包盖严。保持水封瓶长玻璃管没入水中3~4厘米，搬动病人或更换引流瓶时，应双重夹闭引流管，防止空气进入。

2）维持引流通畅：病人取半坐卧位，依靠重力引流。密切观察引流管是否通畅，防止受压、扭曲、堵塞和滑脱，并定时挤压引流管。

3）预防感染：各项操作遵守无菌原则，换瓶时拔出的接头要用无菌纱布包裹，水封瓶内需装无菌蒸馏水或生理盐水。引流瓶应低于胸壁引流口60~100cm，防止瓶内液体逆流入胸膜腔。

4）观察与记录引流量：密切观察长玻璃管中水柱是否随呼吸上下波动，若波动幅度太大，说明可能存在肺不张；如无波动，提示引流管堵塞或肺已经完全扩张。观察并准确记录引流液的颜色、性质和量。

5）拔管及注意事项：胸腔引流管安置48~72h后，引流瓶中无气体溢出且颜色变浅，24h引流液量小于50ml，脓液小于10ml，查体及胸片证实肺已完全复张，病人无呼吸困难，可拔出胸腔引流管。拔管时，病人取半卧位或坐在床沿，鼓励病人咳嗽，挤压引流管后夹闭，嘱病人深吸一口气后屏住、在病人屏气时拔管，拔管后立即用凡士林纱布覆盖伤口。拔管后，观察病人有无呼吸困难、气胸和皮下气肿，检查引流口覆盖情况，是否继续渗液，若出现异常及时通知报告医生。

【见习准备】

护士服、口罩、帽子。

【见习流程】

1. 由带教老师选定肋骨骨折，闭合性、开放性、张力性气胸、血胸病人若干例。

2. 学生每8~10人一组在带教老师带领下对胸部损伤病人进行病史采集和护理评估。

3. 学生每8~10人一组在带教老师的带领下见习胸膜腔闭式引流的护理措施。

4. 学生每8~10人一组在带教老师的带领下观察和处理胸部损伤病人的呼吸功能。

5. 通过观察录像进一步了解气胸、血胸的相关知识。

6. 每位学生写一份见习报告。

【见习报告】

1. 根据见习所得的资料记录一份胸部损伤病人的护理病历。
2. 写一份见习心得体会。
3. 教师对该生所交作业进行评价。

【思考题】

1. 胸膜腔闭式引流的拔管指征。
2. 胸膜腔闭式引流的护理措施。

第二十三章

泌尿外科常用护理技术

【见习目的】

1. 了解常用泌尿外科常用护理技术。
2. 掌握导尿术的目的、操作方法及注意事项。
3. 熟悉导尿管留置法的目的、操作方法、术后的护理。
4. 熟悉膀胱冲洗法的目的、操作方法及注意事项。
5. 熟悉膀胱滴药法的操作方法。
6. 熟悉耻骨上膀胱穿刺术的目的和操作方法。
7. 熟悉膀胱穿刺留置导尿法的操作方法。

【见习内容】

1. 导尿术、导尿管留置法、膀胱冲洗法、熟悉膀胱滴药法、耻骨上膀胱穿刺术、膀胱穿刺留置导尿法的操作、注意事项及术后的护理。
2. 指导见习学生书写见习报告。

【相关理论】

（一）导尿术

1. 目的
（1）各种原因引起的尿潴留。
（2）膀胱容量、残余尿量测定。
（3）膀胱药物灌水注。

（4）危重患者尿量监测。

（5）膀胱尿道造影检查。

（6）膀胱注水测漏试验，了解有无膀胱破裂。

2. 物品准备　导尿包、消毒包、0.2%碘伏棉球、0.1%新洁尔灭溶液、无菌石蜡油、胶布、治疗巾、大毛巾、弯盘等。

3. 操作方法

（1）女性导尿法

1）备好物品进病房，向病人说明导尿的目的，取得合作，用屏风遮挡病人。

2）能自理者，嘱其清洗外阴，不能起床者，协助其清洗外阴。病人取仰卧位，护士立于病人右侧，将盖被扇形折叠盖于病人胸腹部。脱近侧裤腿，盖于对侧腿上，近侧下肢用大毛巾遮盖，嘱病人两腿屈膝自然分开，暴露外阴。

3）将治疗巾垫于臀下，弯盘放于床尾，先打开消毒包，备消毒液，左手戴无菌手套，将已备好的清洗消毒用物置于病人两腿之间，右手持无菌镊夹0.1%新洁尔灭棉球清洗外阴，其原则由上至下、由内向外（外阜1个，大腿内侧各1个）。清洗完毕，另换无菌镊，左手拇、食指分开大阴唇，以尿道口为中心，顺序是：尿道口、前庭、两侧大小阴唇清洗各一棉球，最后一棉球消毒尿道口至会阴、肛门，每一个棉球只用一次，污棉球及用过的钳子置于床尾弯盘内。

4）打开导尿包，备碘伏棉球、无菌石蜡油。戴无菌手套，铺洞巾，润滑导尿管前端，以左手拇、食指分开大阴唇，右手用无菌镊取碘伏消毒棉球再次消毒尿道口。

5）另换一无菌镊夹持导尿管轻轻插入尿道 4~6cm，见尿后再插入 1~2cm。

6）治疗碗内尿液盛满后，用止血钳钳闭导尿管末端，交于左手中指间，将尿液倒入便盆内。

7）导尿完毕，清理用物，整理床位。

（2）男性导尿法

1）准备工作与女性导尿相同。

2）铺治疗巾于病人臀下，先打开消毒包，备消毒液，按要求用消毒液棉球清洗阴茎两次。左手持无菌纱布包住阴茎，后推包皮，充分暴露尿道口及冠状沟，严格消毒尿道口、龟头，螺旋形向上至冠状沟，共3次，最后消毒阴茎背侧及阴囊5次，每个棉球限用一次。在阴茎及阴囊之间垫无菌纱布1块。

3）打开导尿包，备碘伏消毒棉球，无菌石蜡油。戴无菌手套，铺洞巾。用石蜡油滑润导尿管18~20cm。暴露尿道口，再次消毒，提起阴茎使之与腹壁成60°角。另换止血钳持导尿管轻轻插入尿道18~20cm，见尿后再插入1~2cm。若插导尿管遇有阻力时，可稍停顿片刻，嘱病人张口做深呼吸，然后缓慢插入。

4）导尿完毕，清理用物，整理床位。

（二）导尿管留置术

1. 目的
（1）盆腔手术前留置导尿管，以防术中误伤膀胱。
（2）截瘫所致尿潴留或尿失禁病人。
（3）尿道、会阴术后定时放尿，可保护创面及切口清洁不受污染。
（4）某些大面积烧伤、大出血、大手术后、危重病人的抢救，测定每小时尿量以了解肾功能。

2. 用物　除导尿用物品外，尚需气囊导尿管、无菌集尿袋、胶布、别针等。

3. 操作方法
（1）剃去阴毛，以便固定导尿管。
（2）导尿后脱下手套，用胶布固定导尿管。

女性：用宽4cm、长12cm的胶布1块，将2/3部分的一端剪成3条。将完整的1/3部分贴于阴阜上，撕开三条的中间一条贴于导尿管上，其余两条分别交叉贴在对侧大阴唇及大腿根部。

男性：备单翼蝶形胶布2块，固定于阴茎两侧，再用条状胶布环形一周于阴茎上加固，开口处向上，勿使两端重叠，以免压迫阴茎。胶布折叠部分应超出龟头2cm，在距尿道1cm处用胶布将折叠的两条胶布环形固定于导尿管上。

（3）固定后，将导尿管末端与无菌集尿袋相连。

上述为普通导尿管留置的操作方法。临床上，现大多采用气囊导尿管导尿，以上固定操作可省略，更为快捷，护理时清洁、消毒尿道口更为方便。其操作方法是：插管前，检查气囊导尿管气囊是否完好无损，用完好无损的气囊导尿管按上述普通导尿管导尿的方法插入膀胱，见尿后要继续插入1~2cm，然后向气囊内注入生理盐水：女性15~20ml，男性10~15ml，使气囊膨胀，再轻轻将导尿管向外拉至有阻力为止，连接无菌集尿袋即可。

（三）膀胱冲洗术

1. 目的

（1）清洁膀胱，使尿液引流通畅。

（2）治疗某些膀胱疾病，如膀胱炎。

（3）泌尿外科的术前准备和术后护理。

2. 用物 全套导尿用物、膀胱冲洗器、冲洗液、别针、调节器2个、生理盐水、0.02%呋喃西林溶液等。

3. 操作方法

（1）按导尿术插入导尿管，并按留置导尿管法固定导尿管。

（2）倒溶液于冲洗瓶内，挂于输液架上（瓶底离床沿60cm）。连接冲洗装置各部，将橡皮管用别针固定于床单上（图23-1）。

（3）冲洗前，使膀胱排空，然后夹紧引流管，开放冲洗管，使溶液滴入膀胱，滴速一般为40~60滴/分。待病人有尿意感时（约滴入溶液200~300ml），夹紧冲洗管，打开引流管，将冲洗液全部引流出来，

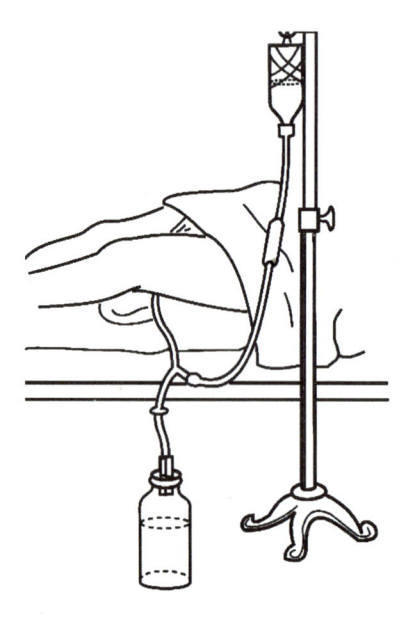

图23-1 膀胱冲洗术

再夹紧引流管，按需要量，如此反复冲洗。引流时，"Y"形管须低于耻骨联合，以使引流彻底，每天可冲洗3~4次。

（四）耻骨上膀胱穿刺术

1. 目的

（1）需要行膀胱造口引流术者。

（2）急性尿潴留导尿未成功者。

（3）小儿、年老体弱不宜导尿者。

（4）经膀胱穿刺取尿液，作检查和细菌培养者。

2. 用物　治疗盘内备膀胱穿刺包1个、碘伏、2%普鲁卡因2支、治疗巾等。

3. 穿刺部位　耻骨联合中点上方1~2cm处作为穿刺点。

4. 操作方法

（1）术前做普鲁卡因试验。

（2）备齐用物携至床旁，屏风遮挡病人，并向其介绍膀胱穿刺的目的与方法，取得合作。

（3）叩诊证实膀胱充盈。洗手，戴口罩，打开膀胱穿刺包。

（4）协助病人解衣裤，露出穿刺部位。治疗巾垫于病人臀下。

（5）常规用碘伏消毒穿刺部位皮肤，戴手套，铺洞巾，或铺布后用巾钳固定，然后作局部麻醉。

（6）穿刺针栓部接无菌橡皮管，并用止血钳夹紧橡皮管，左手拇、食指固定穿刺部位，右手持穿刺针垂直刺入膀胱腔，见尿后再进针1~2cm，然后在橡皮管末端套上50ml注射器，松开止血钳，开始抽吸，满50ml后夹管，将尿液注入量杯，如此反复操作。膀胱过度膨胀者，每次抽出尿液不得超过1000ml。必要时留标本送验。

（7）抽毕，用碘伏消毒穿刺点，盖以纱布，胶布固定，帮助病人卧床休息。

（8）整理床单位，清理用物，记录尿量及性质。

（五）膀胱穿刺留置导尿术

1. 目的　膀胱穿刺留置导尿术常用于前列腺增生所致排尿困难的病人。

2. 用物　同耻骨上膀胱穿刺术。

3. 操作方法　局部麻醉后以细针穿刺，见有尿液，即以14号穿刺套管针穿刺，拔出针芯，通过套管插入有1~2个侧孔的硅胶管，再拔出套管，穿刺点用无菌纱布覆盖，固定，接集尿袋。穿刺点每周消毒2~3次，优质硅胶导尿管可1~2个月更换。

【见习准备】

护士服、口罩、帽子。

【见习流程】

1. 由带教老师选定前列腺增生、膀胱癌、急性尿潴留等泌外科病人若干例。
2. 学生每8~10人一组，在带教老师的带领下，进行各项操作的术前准备。
3. 学生每8~10人一组，在带教老师的带领下，见习各项操作技术的操作方法。
4. 通过观看教学录像，进一步了解泌尿外科相关知识。
5. 每位学生写一份见习报告。

【见习报告】

1. 根据见习所得的资料，记录各项操作要点。
2. 写一份见习心得体会。
3. 教师对该学生所交作业进行评价。

【思考题】

1. 说出导尿术的方法和注意事项。
2. 导尿管留置术护理要点有哪些？
3. 膀胱冲洗术的目的和注意事项是什么？

第二十四章

骨关节损伤病人的护理

第一节 小夹板固定术病人的护理

【见习目的】

1. 了解小夹板固定术的作用和操作流程。
2. 熟悉小夹板固定术的适应证与禁忌证。
3. 掌握小夹板固定术病人的术前、术后的护理。
4. 掌握小夹板固定术后的注意事项。
5. 熟悉小夹板固定术的护理记录方法。

【见习内容】

1. 参观医生治疗骨折病人手法复位的方法和小夹板固定术。
2. 小夹板固定术的术前、术后的护理。
3. 指导学生书写见习报告。

【相关理论】

1. 小夹板固定的作用 小夹板固定骨折的作用是一种以制动达到动力平衡的固定方法，在中医正骨的基础上，结合西医骨科经验总结出的一套治疗骨折的方法，是从肢体功能要求出发，根据肢体运动学的特点，通过适当的牵引力和反牵引力，达到骨折端复位、固定和解除局部肌肉痉挛疼痛的作用。

固定前在肢体与夹板之间垫固定垫或棉花等，然后在小夹板外用布带横行捆绑3~4道，注意捆绑力度适中，松紧适宜。

2. 小夹板固定的适应证

（1）不完全性骨折。

（2）稳定性骨折。

（3）四肢闭合性长管状骨折。

（4）四肢开放性骨折，创面较小，经处理已愈合者。

（5）四肢陈旧性骨折，适合手法复位者。

（6）用石膏固定的骨折虽已经愈合，但是尚不牢固，为缩小固定范围可用以代替石膏固定。

3. 小夹板固定的禁忌证

（1）极不稳定的四肢骨折。

（2）关节内或关节附近的骨折。

（3）严重开放性骨折、严重软组织肿胀的骨折。

（4）脊柱骨折。

4. 操作要点

（1）将伤肢体位放置好，在肢体上包1~2层棉纸或套上纱套，以避免皮肤受压引起不适。

（2）选择大小合适的纸垫，放置加压点位置准确，用胶布妥善固定，以防移动。

（3）选择大小合适的小夹板，按规定顺序放置前、后、内和外侧夹板，并由助手扶托稳固，然后用布带包扎固定。

（4）捆绑布带的长短要适宜，先捆绑骨折端中段的部位，然后向两端等距离捆绑，松紧度以布带能横向上下移动各1cm为准。

（5）布带捆绑完毕后，要检查伤肢末端的血液循环、感觉状况。如一般情况良好，再作X线检查，以了解骨折复位情况。

（6）伤肢固定1~3天内要特别注意观察末梢血液循环及感觉情况变化，随时调整捆绑布带的松紧度，复查X线及调整布带松紧度1~2次。

（7）在小夹板固定术治疗期间，每天都要鼓励和指导患者按时、按量进行肢体功能锻炼。

5. 小夹板固定术前、术后护理要点

(1) 小夹板固定术前护理要点

1) 术前准备：核对病患，向患者及家属解释小夹板固定的目的及注意事项。

2) 物品准备：夹板、压垫、绷带、绵垫、三角巾等。

(2) 小夹板固定术后护理要点

1) 保证小夹板有效固定直到骨折愈合：选择大小合适的小夹板，固定要牢，松紧适宜；既能有效地固定骨折，又不引起其他不良反应或并发症，使骨折顺利愈合。夹板的松紧取决于布带捆扎情况。检查方法一般以两手指提起布带后能在夹板上下移动1cm为标准。布带移动超过2cm，说明过松；移动小于1cm说明过紧。

2) 密切观察伤肢末梢血液循环状况：在护理小夹板固定术后病人时，要随时观察患者肢体远端的血液循环善，如皮肤颜色、温度、肢体远端的动脉搏动、毛细血管充盈情况、皮肤感觉和肢体运动情况。若远端动脉搏动减弱，毛细血管充盈缓慢，被动活动指（趾）引起剧痛，病人感觉肢体疼痛、麻木，说明发生了血液循环障碍，应及时查明原因。一旦出现血液循环障碍，应立即松解外固定捆绑带，并将患肢改用托板固定，适当抬高肢体位置，以改善局部血液循环。对缺血肢体严禁做按摩、热敷，防止增加局部代谢，加重组织缺血。

3) 患肢疼痛的护理：积极寻找引起疼痛的原因，采取有效的护理措施。如因夹板过紧引起应及松解，骨隆突处或夹板两端摩擦压迫，应重新加垫包扎固定，如压力垫过硬过厚，应在保证治疗的基础上更换质量好的压力垫，及时解除病人疼痛。对剧烈疼痛病人，应警惕发生骨筋膜室综合征。

4) 患肢肿胀的护理：骨折手法复位、小夹板固定术后，患肢会出现不同程度的肿胀，最常见的原因为组织损伤后的反应性水肿，一般伤后3~7天达到高峰，以后逐渐消退。护理时注意以下5方面：①夹板固定松紧适宜，伤后每日检查2~3次，如发现问题随时调整；②注意使患肢抬高，使之略高于心脏水平，以利静脉血液回流；③尽早开始功能锻炼，骨折一经复位固定后，即开始患肢手指、足趾的屈伸运动，通过肌肉舒缩，促进血液与淋巴液回流，有利于患肢消肿；④早期使用理通、云南白药气雾剂和愈伤灵胶囊等跌打损伤的中药，对消肿止痛具有一定的辅助作用；⑤如患肢严重肿胀，应警惕发生骨筋膜室综合征，认真检查，并及时处理。

5）指导患者合理进行功能锻炼：向患者宣传功能锻炼的意义，使患者能积极配合锻炼。制定锻炼计划，一般可分三个阶段进行。①早期：骨折复位后1~2周内，进行伤肢肌肉舒缩活动，如前臂骨折病人作轻微的握拳、手指伸屈活动，股骨骨折作股四头肌舒缩及足趾的伸屈运动，以消肿，防止肌肉萎缩及关节粘连；②中期：伤后2~3周后，除继续作肌肉舒缩运动外，活动范围逐渐增大，如上肢骨折，可活动骨折部位的上、下关节，但动作要缓和，变被动活动为主动活动，范围由小到大。下肢骨折者，在固定下，可进行引体、抬臀等运动，或协助病人扶拐下床，下肢不着地活动；③后期：受伤后6~8周，应加强全身各部位肌肉及关节活动，当外固定拆除后，要逐步进行以重点关节为主的全面功能锻炼。尽早作踝、趾关节的被动活动，以防止畸形形成。

6. 并发症及处理

（1）骨筋膜室综合征：是小夹板固定治疗中易发生、危害最严重的并发症，常由于小夹板固定过紧，或固定术后没有严密观察所致。骨筋膜室综合征诊断一旦明确，就应立即手术切开减压治疗，以防止组织缺血坏死，造成严重后果。

（2）压疮：常发生在夹板两端或骨骼隆突部位，是由于夹板边缘粗糙坚硬，摩擦挤压皮肤或夹板过紧、衬垫使用不当、压力垫硬厚等造成皮肤糜烂，形成压疮。

（3）缺血性肌挛缩：是一种晚期并发症，治疗重点在于预防骨筋膜室综合征，对已发生缺血性肌挛缩的病人，手术松解和功能重建是补救措施。

（4）关节僵硬：受伤肢体由于较长时间固定，又没有得到功能锻炼，导致关节囊及周围肌肉挛缩，引起关节内外出现粘连，造成关节僵硬。在解除外固定后，按摩关节周围、中药熏洗和积极锻炼。

【见习准备】

护士服、口罩、帽子。

【见习流程】

1. 由带教老师选定四肢骨折手法复位、小夹板固定的病人若干例。
2. 学生每8~10人一组，在带教老师的带领下，对小夹板固定的病人进行病史采集和护理评估。

3. 学生每 8~10 人一组，在带教老师的带领下，见习骨折手法复位小夹板固定的术前和术后护理措施。

4. 学生每 8~10 人一组，在带教老师的带领下，观察和处理小夹板固定病人的并发症。

5. 通过观看教学录像，进一步解小夹板固定的相关知识。

6. 每位学生写一份见习报告。

【见习报告】

1. 根据见习所得的资料，写一份小夹板固定病人的护理病历。

2. 写一份见习心得体会。

3. 教师对学生所交作业进行评价。

【思考题】

1. 简述小夹板固定术的适应证。

2. 小夹板固定病人的常见并发症及处理。

3. 小夹板固定病人护理要点。

第二节 牵引术病人的护理

【见习目的】

1. 熟悉骨科常用牵引术（皮肤牵引、骨牵引）的操作流程。

2. 掌握骨科牵引术病人的术前、术后的护理。

3. 掌握骨科牵术引常见的并发症。

【见习内容】

1. 到医院病房，现场观看骨科常用牵引术（皮肤牵引术、骨牵引术）。

2. 骨科牵引术病人的术前、术后的护理。

3. 指导学生书写见习报告。

【相关理论】

牵引术是利用持续的牵引力和反牵引力作用于骨折部位周围的肌肉,通过肌肉的夹挤达到矫正畸形、促进骨折复位和维持复位固定的作用。可分为皮肤牵引和骨牵引。

(一) 皮肤牵引术

1. 适应证
(1) 小儿股骨干骨折。
(2) 年老体弱的股骨骨折（包括粗隆间骨折），无明显移位者。
(3) 用于纠正肢体的挛缩畸形。
(4) 肱骨骨折在外展架上牵引。

2. 禁忌证
(1) 对胶布过敏、肢体肿胀明显。
(2) 皮肤损伤或炎症。

3. 操作要点
(1) 向患者说明皮肤牵引术的目的。
(2) 准备用品：牵引床、牵引架、牵引绳、牵引重量、牵引扩张板、靠背架、胶布等。
(3) 胶布牵引和海绵带牵引：胶布牵引主要有小腿胶布牵引和长腿胶布牵引，胶布宽度为 5~7cm，长度较肢体远端长 8cm，在胶布中央贴上块比肢端稍宽，且有中央孔的扩张板，从中央孔穿一牵引绳备用，将胶布两侧端纵向撕开长达约 2/3，粘贴时稍分开，使牵引力均匀分布于肢体上。剃净患肢汗毛，洗净，涂上安息香酸酊，在其完全干燥前，沿肢体纵轴将胶布平行贴于肢体两侧（图 24-1），不可交叉缠绕，将胶布按压贴紧后，用绷带包扎肢体，以免胶布松脱，然后用牵引锤进行牵引。还有双下肢悬吊牵引（图 24-2）用于 3 岁以上小儿股骨干骨折。目前，临床上广泛使用海绵带

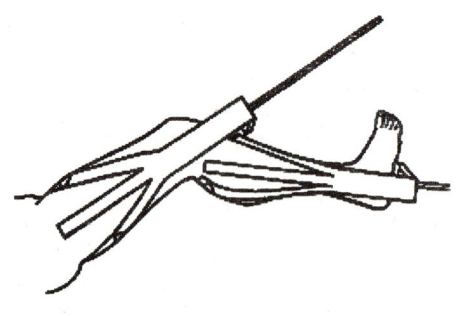

图 24-1 持续皮牵引

牵引，已制成医用商品，使用方便，尤其是适用于对胶布过敏者，使用更为简单、方便、快捷。

（4）兜带牵引：如颌枕带牵引（图24-3），用颌带托住下颌和后枕部，用一棍穿入颌枕带远端孔内，使两侧牵引带保持比头稍宽的距离，于棍中央系一牵引绳，置于床头滑轮上加重量牵引，重量一般不超过10kg，牵引力应均匀分布于枕部和下颌部，适用于颈椎病、颈椎脱位等。

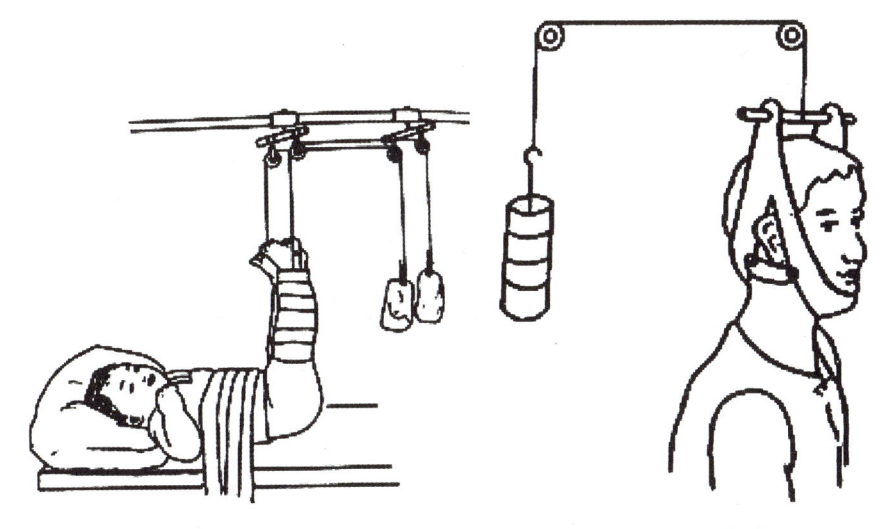

图24-2 小儿股骨干骨折悬吊牵引　　图24-3 颌枕带牵引

4. 皮肤牵引术前术后护理要点

（1）皮肤牵引术前护理要点

1）术前教育：核对病人，向病人及家属解释牵引的目的和注意事项。

2）皮肤准备：皮肤牵引处皮肤备皮、洗净患处皮肤并擦干。

3）物品准备：牵引床、牵引架、床脚垫、牵引绳、牵引锤、扩张板、汽油或乙醇、棉签、剪刀、棉花或纱布。胶布牵引需备氧化锌橡皮膏、绷带、复方安息香酸酊。海绵牵引需备海绵皮肤牵引套。

（2）皮肤牵引术后护理要点

1）保持牵引力，维持牵引有效性。告诉病人及其家属，不能擅自改变体位。皮肤牵引期间应注意胶布及绷带有无松散或脱落，如有要及时处理。如胶布过敏，局部出现刺痒，病人不能忍受，考虑改用海绵带皮牵引或骨牵引。保持牵引锤悬空，防止牵引锤着地，以免影响牵引效果。牵引的重量应根据病情需要调节，不可随意增减，重量过小，不利于骨折畸形矫正、复位；重量过大，可导致过度牵引，影响骨折不愈合。

2）密切观察肢端血液循环，防止发生血液循环障碍。观察牵引肢体远端皮肤的颜色、温度、有无水肿、远端动脉搏动、毛细血管充盈情况、皮肤感觉和功能活动情况。若远端动脉搏动减弱，毛细血管充盈缓慢，被动活动指（趾）出现剧痛，病人感觉肢体疼痛、麻木，说明发生了血液循环障碍，应及时查明原因，予以解决。如包扎过紧，重新包扎，牵引重量过大，减轻牵引重量。

3）指导病人进行功能锻炼。向病人说明功能锻炼的必要性和重要性，以取得合作。方法是早期主要进行肌肉的舒缩活动，2周后开始练习关节活动，逐步增加活动范围、活动强度，但要以活动后病人不感到疼痛、疲劳为度。肌肉瘫痪的肢体应做关节的被动活动，以防止肌肉萎缩和关节僵硬。

5. 防止并发症

（1）防止发生坠积性肺炎：病情许可时应指导病人练习全身性活动，如扩胸、深呼吸、用力咳嗽、抬起躯干等，以改善呼吸功能。

（2）防止发生压疮：在骨突起部位，如肩背部、骶尾部、膝踝关节、足后跟等处放置棉垫、气垫等，并定时按摩，每日温水擦浴，保持床铺干燥、清洁。若皮肤受压发红，可涂抹红花酒精后按摩。

（3）防止足下垂：腓总神经损伤和跟腱挛缩均可引起足下垂。因此下肢牵引时，应在膝外侧垫棉垫，防止压迫腓总神经。如病人出现足背伸无力，则为腓总神经损伤的表现，应及时检查去除致病原因。平时应用足底托扳或砂袋将足底垫起，以保持踝关节于功能位。如病情许可，每天应主动伸屈踝关节。如因神经损伤或截瘫而引起踝关节不能自主活动，则应做被动足背伸活动，以防止关节僵硬和跟腱挛缩。

（4）防止肌肉萎缩、关节僵硬：在牵引期间应鼓励病人做力所能及的等长收缩活动、关节活动等，辅以肌肉按摩及关节的被动活动，以促进血液循环和关节的正常活动度。

（5）过牵综合征：多发生于颅骨牵引时，为牵引过度导致的血管、神经损伤。易伤及的神经、血管主要有舌下神经、臂丛神经、脊髓等，表现出相应的神经、血管受损症状。如舌下神经过牵表现为吞咽困难，伸舌时舌尖偏向患侧；臂丛神经过牵表现为上肢麻木。发现症状及时去除牵引，症状会很快消失。

(6）防止钢针眼感染：保持牵引针眼干燥、清洁。针眼处不需覆盖任何敷料，每日用酒精棉签涂擦1次即可。针眼处如有分泌物，应用棉签将其擦去，防止针道积脓。注意牵引针有无左右偏移，如有偏移，不可随手将牵引针推回，应用碘酒或酒精消毒后调至对称。

（7）防止便秘：鼓励病人多饮水，多吃水果等含纤维素丰富的食物，指导病人每日按摩腹部。如已有便秘，可口服缓泻剂，也可用开塞露注入肛门内或肥皂水灌肠，并养成每天定时大便的习惯。

（二）骨牵引术

1. 适应证

（1）成年人下肢不稳定骨折。

（2）骨盆环（主要指后环）完全断裂及移位。

（3）小儿肘部、踝部骨折不能立即复位，需要牵引下观察，减轻肿胀和维持对位者。

（4）皮肤牵引无法纠正的短小管状骨（如指骨和掌骨）骨折。

（5）髋臼中心性骨折、脱位、错位严重。

（6）颈椎骨折、脱位，特别是骨折脱位伴有脊髓压迫症状。

（7）其他需牵引治疗而又不适于皮肤牵引。

2. 禁忌证　局部皮肤感染炎症。

3. 操作要点

（1）摆放好体位，作好标记，常规消毒，铺无菌手术巾。

（2）术者在牵引针进、出口处，用2%利多卡因作局部浸润麻醉，直至骨膜下，助手固定患肢，将皮肤向近心端牵拉。

（3）术者用骨钻，将牵引针直接穿入皮肤，按进出口的位置方向垂直钻入。

（4）用酒精纱布块保护针的进出口。

（5）安装牵引弓、牵引架，按所需重量进行牵引，抬高床脚。

4. 骨牵引术前术后的护理要点

（1）骨牵引术前护理要点

1）术前教育：核对病人，向病人及家属解释骨牵引术的目的和注意事项。

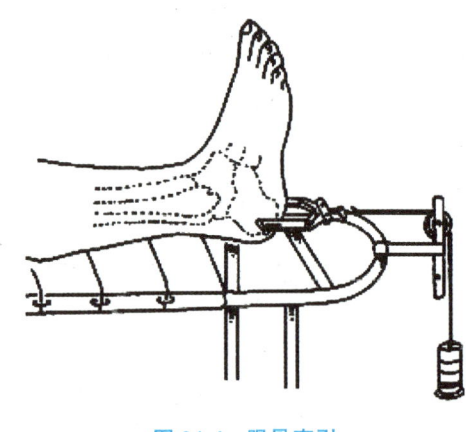

图 24-4　跟骨牵引

2）皮肤准备：皮肤备皮、洗净患处皮肤并擦干。

3）物品准备：克氏针、斯氏针、牵引弓、牵引绳、托马架（布郎架）、牵引砝码、骨钻（骨锤）、颅骨钻、颅骨牵引弓。

(2) 骨牵引术后护理要点

1）经常检查骨牵引针处（图24-4）有无不适和炎性分泌物，如穿刺针处有感染，应设法使之引流通畅，保持皮肤干燥，感染严重时应拔出钢针改换位置牵引。

2）每天测量伤肢的长度，观察伤肢血液循环情况，观察肢体皮肤颜色、温度、动脉搏动、指（趾）活动情况等，如发现颜色变深、温度下降、动脉搏动减弱或消失、毛细血管充盈缓慢、肢体疼痛、麻木时，应立即报告医生，及时处理。

3）保持牵引的有效性，经常检查有无阻挡牵引的情况，并及时处理，被服及其他用物不压在牵引绳上，牵引绳要与肢体在一轴线上，不可脱离滑轮（图24-5）。在牵引过程中，身体过分向床头、床尾滑动，导致头或脚抵住床头或床尾栏杆，而失去身体的反牵引作用，影响牵引效果。

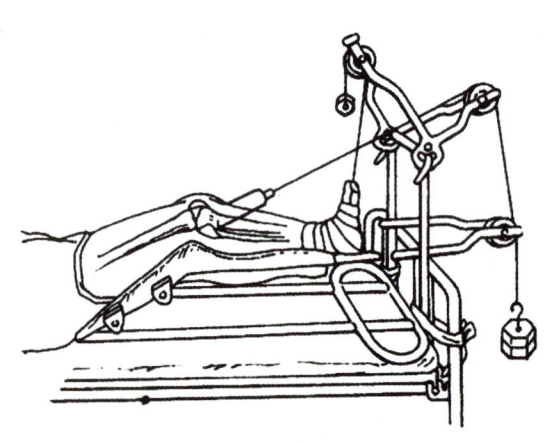

图 24-5　持续骨牵引术

4）牵引的重量是根据病情决定，不可随意放松、减轻，牵引重量保持悬空，否则将失去牵引作用，要及时纠正。

5）在检查治疗护理方面，尽量做到准确、轻柔、操作规范。清创、换药、换床单、注射、翻身时，要支托协助，使病人保持舒适的体位，尽量减少疼痛的刺激。

5. 防治疗并发症

（1）预防便秘：多饮水，多吃水果蔬菜等粗纤维食物，指导按摩腹部，保持大小便通畅，每天 3~4 次，每次 50 下，顺时针方向按摩：右下腹-右上腹-左上腹-左下腹。

（2）预防坠积性肺炎：多做深呼吸，有效咳嗽，定时拍背，协助咳嗽，有痰尽量咳出，必要时雾化吸入，使用祛痰剂，预防肺部感染。

（3）预防压疮：老年人血液循环差，机体反应低下，卧床时间长，易发生压疮，可定时翻身、拍背，每天温水擦浴，保持床单平整、干燥、清洁。可用气垫或棉垫垫空压迫部位，经常按摩骨突受压部位，以促进局部血液循环，预防压疮发生。

（4）预防足下垂：保持踝关节功能位，鼓励病人做主动或被动足背伸趾屈活动，防止腓总神经受压。

【见习准备】

护士服、口罩、帽子。

【见习流程】

1. 由带教老师选定皮肤牵引、骨牵引、兜带牵引病人若干例。

2. 学生每 8~10 人一组，在带教老师的带领下，对牵引的病人进行病史采集和护理评估。

3. 学生每 8~10 人一组，在带教老师的带领下，见习牵引病人的术前和术后护理措施。

4. 学生每 8~10 人一组，在带教老师的带领下，观察和处理牵引病人的并发症。

5. 通过观看教学录像，帮助学生进一步了牵引术相关知识。

6. 每位学生写一份见习报告。

【见习报告】

1. 根据见习所得的资料，写一份牵引病人的护理病历。

2. 写一份见习心得体会。

3. 教师对学生所交作业进行评价。

【思考题】

1. 简述皮肤牵引术和骨牵引术的操作步骤。
2. 皮肤牵引病人护理要点。
3. 骨牵引病人护理要点。

第三节 石膏固定术病人的护理

【见习目的】

1. 了解石膏固定术的操作流程。
2. 熟悉石膏固定术的目的。
3. 掌握石膏固定术病人的术前、术后护理。
4. 掌握石膏固定术病人的见习报告书写。

【见习内容】

1. 现场观摩石膏固定术。
2. 石膏固定术病人的术前、术后的护理。
3. 指导学生书写见习报告。

【相关理论】

1. 石膏固定术的原理 生石膏（$CaSO_4 \cdot 2H_2O$）加热到107~130℃失去3/4的结晶水即为熟石膏，熟石膏接触到水后可较快地重新结晶而硬化定型。利用此特性，制造出骨科病人所需要的各种石膏模型，以达到固定骨折、保护患肢的特殊体位、矫正肢体畸形、减轻或消除患部的负重的目的。

2. 石膏固定术的适应证

（1）上肢、小腿部位的骨折。

（2）术后促进愈合，如神经吻合、肌腱移植、韧带缝合和关节融合固定等术后。

（3）纠正先天性畸形，如先天性髋关节脱位、先天性马蹄内翻足的畸形矫正等。

（4）骨病，如慢性骨关节病、骨关节感染及颈椎病等的治疗及手术前后，包括脊柱手术前、后石膏床等。

（5）某些小夹板难以固定部位的骨折整复后的固定。

3. 石膏固定术的禁忌证

（1）全身情况差，尤其是心肺能不全的年迈者。

（2）患部伤口疑有厌氧菌感染。

（3）孕妇或患有进行性腹水等忌作躯干部大型石膏固定，如石膏背心等。

（4）年龄过大、过小或体力衰弱者禁作巨大型石膏。

4. 操作要点

（1）操作前应洗净肢体皮肤，有伤口做好清创或换药。

（2）在肢体上包1~2层棉纸或套上纱套，以避免皮肤受压引起不适。

（3）浸泡好石膏后，轻轻拧干水，包扎石膏绷带时，肢体关节必须保持在功能位或特殊位置不动，否则在石膏未硬固前易产生皱褶。石膏绷带包扎的顺序一般是由肢体的远端开始，向近端缠绕，以滚动或交叠式进行，不可拉紧石膏绷带缠绕，以免造成肢体血液循环障碍。

（4）交叠的面积应在上一周石膏绷带的下1/3，这样才能使整个石膏绷带形成一个坚实的完整体。

（5）在操作过程中，助手必须以手掌扶持肢体，避免以手指扶持造成石膏凹陷，使局部皮肤受压。缠绕时，用右手缠绕，左手随时将其抹平，注意掌握好松紧度、石膏的厚度以硬固后不致折断为原则，通常为10~12层，石膏包扎好后，尚需进行修整，剪去多余部分，充分露出不需要固定的手指和足趾的末端，以便观察血液循环。

（6）石膏固定操作需要术者与助手密切配合，协调一致。这样包扎的石膏才坚固、美观。足部包扎时，石膏跖侧应超过足趾末端，避免足趾承受压力而感到不适。

5. 石膏固定术前术后护理要点

（1）石膏固定术前护理要点

1）术前教育：核对患者，向患者及家属解释石膏固定术的目的及注意事项。

2）皮肤准备：清洁皮肤，一般不必剃毛。如有伤口，用消毒纱布棉垫覆盖，避免用绷带环绕包扎或粘贴橡皮胶。

3）骨突部加衬垫：常用棉织套、纸棉、棉垫等保护骨突部的软组织，保护畸形纠正后固定的着力点，预防四肢体端发生血液循环障碍。

4）物品准备：石膏绷带、衬垫、水盆、温水等。

(2) 石膏固定术后护理要点

1）搬动患者：石膏未干透时，不够坚固、易变形断裂，也容易受压而产生凹陷，故要等待石膏干硬后才能搬动病人，搬动病人时只能用手掌托起石膏，避免手指用力，以免石膏凹陷压迫。

2）抬高患肢：适当衬垫使骨突部位减低压力，下肢石膏固定后要用硬枕垫在小腿下方，使足跟部悬空，上肢石膏固定后，可用绷带或三角巾悬吊于胸前。

3）促进石膏干固：冬天可用温水浸泡石膏加速石膏硬化，亦可用电灯烘架，注意让石膏蒸发的水蒸气散出被罩外，灯的功率不要太大，距离病人身体不要太近，以免灼伤病人。

4）患肢的观察：石膏固定后，立即要用温水将手指（脚趾）端上的石膏粉迹轻轻拭去，以免影响观察效果。观察内容包括：①观察肢体末端血液循环，颜色是否青紫、肿胀、活动度、感觉是否麻木，如有须及时报告，可采取石膏正中切开、局部开窗等措施，不要随便使用镇痛药；②观察出血和渗出情况，切口或创面出血时，血渍可渗透到石膏表面上，沿血迹的边缘用红笔划出出血范围，定时作标记观察。伤口出血较多时可从石膏边缘流出，故要认真观察血液可能流到外面污染棉被。

5）有无感染表现：如发热、石膏内发出腐臭异味，肢体邻近淋巴结肿大并有压痛等，都说明有感染，要及时处理。

6）压疮的预防：包括以下几项措施：①加强局部皮肤按摩，用手指沾酒精入石膏边缘里面进行皮肤、骶尾部、足跟部、足外踝未包石膏的骨突部位的按摩；②按时帮助病人翻身，下肢人字形石膏干固后即要帮助病人翻身俯卧，每天2~4次；③保持床单位清洁、平整、干燥和无碎屑。

7）石膏型的保护：首先要防止折断，帮助病人翻转髋人字形石膏，将病人托起，悬空翻转。保持石膏的清洁，不被大小便污染，可在臀部石膏开窗处垫塑料布，引流尿液入便盆，若被大便污染，应及时用清水擦去。指导和帮助病人锻炼，在石膏固定期间，尽量活动未被固定的关节，早期以被动活动为主，并按摩患肢帮助消肿，鼓励病人主动活动。

6. 并发症及处理

（1）骨筋膜室综合征：石膏绷带硬固后内容量固定，没有弛张余地，因此如果包扎过紧或肢体出现进行性肿胀时，容易造成肢体尤其是前臂或小腿肌群骨筋膜室综合征。表现为肌肉缺血、坏死，进而发生缺血性肌挛缩，甚至肢体坏疽。严密观察患肢有无苍白、厥冷、发绀、疼痛、感觉减退及麻木等，如发现异常应及时通知医师并妥善处理。如肢端血运障碍，应立即将石膏剪开减压。如血运障碍伴神经受压，应考虑缺血性肌挛缩的可能，应立即拆除石膏，针对原因进行处理。

（2）压迫性溃疡：多因石膏绷带包扎压力不均匀，使石膏凹凸不平或者关节塑形不好所致，也可因石膏尚未硬时就将石膏放在硬物上，造成石膏变形。以上原因使石膏内壁对肢体某固定部位造成压迫性溃疡，一般病人表现为局部持续性疼痛不适，溃疡形成或组织坏死后，石膏局部有臭味及分泌物，应及时开窗检查，进行处理。

（3）压迫性神经瘫痪：石膏包扎过紧时，可能压迫周围神经组织，导致压迫性神经瘫痪。如下肢压迫腓骨小头，容易造成腓总神经麻痹，上肢压迫了桡神经容易引起桡神经麻痹。因此，石膏固定后要严密观察，注意肢体有无麻木、疼痛、指（趾）活动障碍，如有可能是神经瘫痪的早期表现，要尽早减压处理。

（4）石膏综合征：是指包扎躯干部的石膏（石膏背心、髋人字石膏和蛙形石膏等）后发生的急性胃扩张，是石膏固定的严重并发症。一旦出现要及时处理，积极抢救。

（5）关节僵硬：受伤肢体由于较长时间固定，又没有得到功能锻炼，导致关节囊及周围肌肉挛缩，引起关节内外出现粘连，造成关节僵硬。在解除外固定后，按摩关节周围、中药熏洗和积极锻炼。

【见习准备】

护士服、口罩、帽子。

【见习流程】

1. 由带教老师选择石膏固定病人若干人。

2. 学生每 8~10 人一组，在带教老师的带领下，对石膏固定的病人进行病史采集和护理评估。

3. 学生每 8~10 人一组，在带教老师的带领下，见习石膏固定的术前和术后护理措施。

4. 学生每 8~10 人一组，在带教老师的带领下，观察和处理石膏病人的并发症。

5. 通过观看教学录像，进一步了小夹板固定的相关知识。

6. 每位学生写一份见习报告。

【见习报告】

1. 根据见习所得的资料，写一份石膏固定病人的护理病历。
2. 写一份见习心得体会。
3. 教师对学生所交作业进行评价。

【思考题】

1. 简述石膏固定的临床适应证。
2. 石膏固定病人的常见并发症及处理。
3. 石膏板固定病人护理要点。

第二十五章

常见皮肤疾病病人的护理

【见习目的】

1. 掌握常见皮肤疾病的临床表现。
2. 掌握常见皮肤疾病病人的护理要点。
3. 掌握胸部疾病病人的见习报告书写。

【见习内容】

1. 常见皮肤疾病病人的评估。
2. 常见皮肤疾病病人的护理。
3. 指导见习学生书写见习报告

【相关理论】

一、接触性皮炎

1. 护理评估 年龄与性别、嗜好与习惯、职业误治与滥用药物、接触过敏物质等。

2. 身体状况 起病急骤，接触部位有边界清楚红斑、丘疹，丘疱疹重时红肿有水疱或大疱，疱内容物清，疱破后为糜烂面，可发生组织坏死。1~2周痊愈。

3. 护理诊断

（1）焦虑 与病损难治、缺乏信心有关。

(2)皮肤完整性受损　与皮疹有关。

(3)自我形象紊乱　与病损在暴露部位影响外观有关。

(4)个人应对无效　与缺乏保健知识有关。

(5)睡眠型态紊乱　与瘙痒有关。

4. 护理措施

(1)减轻局部炎症：保持皮肤清洁，避免接触刺激或致敏物，勤清洗患部防分泌物污染周围皮肤，避免外界刺激和刺激强的外用药或易致敏药。

(2)皮肤炎症症状较重者：卧床休息，选合适衣服，避免摩擦刺激。

(3)减轻瘙痒不适：分散注意力，用止痒药、药浴。

(4)预防继发感染：保护皮肤，清洁，防损伤，用抗生素或抗生素软膏。

(5)心理支持。

二、湿　疹

1. 护理评估　遗传因素、神经精神因素、变态反应过敏原、体内慢性炎症感染。

2. 身心状况

(1)急性湿疹：任何部位，对称分布，潮红、丘疹、丘疱疹、水疱、糜烂面渗出、结痂，剧痒、灼痛，治疗得当2~3周内消退。

(2)亚急性湿疹：急慢性之间。小丘疹、丘疱疹、糜烂疹、糜烂或少量渗出、结痂及鳞屑，瘙痒，治疗得当数周内痊愈。

(3)慢性湿疹：急或亚急性转化来。少数是慢性湿疹。皮疹为暗红色，浸润肥厚，表面粗糙或脱屑、结痂，苔藓化或皲裂、色素沉着，剧痒、数月或数年。

3. 护理诊断

(1)焦虑　与痒及反复发作有关。

(2)皮肤完整性受损　与皮损有关。

(3)睡眠型态紊乱。

(4)自我形象紊乱　与外观改变有关。

(5)潜在感染　与搔抓皮肤防御能力下降有关。

(6)个人应对无效　与健康知识缺乏有关。

4. 护理措施

（1）减轻局部炎症反应：保持皮肤清洁，清洗患部，创面换药，不接触刺激物或致敏物，已接触温水冲洗；间歇性冷湿敷。

（2）避免各种外界刺激：如手抓、热水烫洗、碱性肥皂、不适当外用药。

（3）注意饮食：避免辛辣食物及致敏原如鱼虾。

（4）减轻瘙痒不适：瘙痒影响睡眠用抗组胺和镇静药。分散注意力。用止痒药水涂抹。

（5）心理护理。

三、药　疹

1. 健康史　引起药疹的药物、用药不当或滥用药物等。

2. 身体状况

（1）固定型药疹：有圆或椭圆形紫红色斑，单个或数个，边界清楚，重者形成水疱或大疱、破裂、糜烂、渗出发热。好发口周、龟头、肛门皮肤黏膜交界处，手、足、背躯干，7~10日消退，有色素沉着斑。

（2）荨麻疹型药疹：以风团为主损害，伴血清病样症状，如发热、关节痛、淋巴结肿大、血管性水肿、喉头水肿、胸闷、休克。由青霉素及其他抗生素、血清制品、水杨酸盐引起。

（3）麻疹样或猩红热样药疹：前者皮损为针帽或粟粒状红色，密集小丘疹；后者皮损为红斑从小片至全身，相互融合，发热和全身症状，1~2周好转，由解热止痛剂、巴比妥、青霉素、磺胺引起。

（4）多形红斑型药疹：红斑、丘疹，中心呈紫红色水疱，边界清楚，全身对称性出现，由磺胺、巴比妥、解热止痛药引起。

（5）紫癜型药疹：瘀点或瘀斑，散在或密集分布，重者累及四肢躯干，黏膜出血、贫血，由巴比妥、利尿药、新霉素、奎宁引起。

（6）大疱性表皮松解型药疹：是严重的药疹，弥漫性红斑，松弛性大疱，糜烂面，表皮坏死松解，坏死表面灰红色剥露，重者因继发感染、肝肾功能障碍、电解质紊乱、内脏出血死亡。由磺胺、解热止痛剂（水杨酸、保泰松）抗生素、巴比妥引起。

（7）剥脱性皮炎型药疹：严重药疹，多为长期用药后出现，首次发病者潜伏期的20天。全身弥漫性红肿、糜烂、丘疱疹、渗液、结痂、大量鳞屑脱落，手足部呈手套或袜套状剥脱，毛发、指趾甲脱落，口唇颊黏膜潮红、糜烂、眼结膜损害，重者角膜溃疡、高热、全身浅表淋巴结肿大，合并支气管肺炎、败血症、中毒性肝炎或肾炎，白细胞增高或低，粒细胞缺乏，处理不当可持续2~3月，重者全身衰竭继发感染死亡，由巴比妥、磺胺、苯妥英钠、青霉素、链霉素引起。

3. 护理诊断

(1) 焦虑　与病情难控制有关。

(2) 继发感染　与搔抓皮肤破损有关。

(3) 有体液不足危险　与疱疹大量渗出有关。

(4) 皮肤完整性受损　与药疹引起皮疹有关。

(5) 潜在并发症　电解质紊乱、肝肾功能障碍、感染、内脏出血。

4. 护理措施　停用可疑致敏药，多饮水或静脉补液，轻者用抗组胺药、钙剂和维生素C，必要时短期服泼尼松，局部清洁、干燥。固定药疹糜烂及渗出时用3%硼酸液湿敷。

四、荨 麻 疹

1. 护理评估　食物、药物、吸入物、感染、昆虫叮咬、物理因素、精神因素、遗传因素。

2、身体状况

(1) 急性：皮肤突然瘙痒，很快出现大小不等的鲜红色风团、圆形、椭圆或不规则形，持续约数分钟至数小时，少数至数天后消退不留痕迹，皮疹反复或成批出现，傍晚发作较多，风团泛发，可局限、剧痒。重者心慌、烦躁、恶心、呕吐、血压下降、休克，部分累及胃肠引起黏膜水肿，腹痛似急腹症。累及喉头黏膜，呼吸困难、窒息。

(2) 慢性：全身症状轻，风团时多时少，反复发生达数月或数年。

(3) 临床上特殊类型荨麻疹

1) 人工荨麻疹：机械性刺激引起生理反应增强产生风团，沿划痕呈条状隆起，不久自消。

2) 寒冷荨麻疹：浸入冷水或接触冷处数分解内局部有瘙痒的水肿或

风团。

3) 胆碱能荨麻疹：小丘疹性荨麻疹，见青春期好发躯干和四肢，有时剧痒无风团，持续半小时至 1 小时消退，少数有全身反应。反复发作数月或数年可自行缓解。

4) 热荨麻疹：热或某种组织因子作用后引起肥大细胞破裂，组胺释放，数分钟出现风团。

5) 日光性荨麻疹：暴露于日光数分后局部出现痒、红斑和风团。

6) 压迫性荨麻疹：皮肤受压后 4～8 小时局部肿胀，持续 8～12 小时消退。

3. 护理诊断

(1) 皮肤完整性受损　与皮疹有关。

(2) 舒适的改变　与痒有关。

(3) 自我形象紊乱、焦虑　与皮肤暴露部位影响外观有关。

(4) 知识缺乏。

(5) 气体交换障碍　与喉头水肿、呼吸困难有关。

4. 护理措施

(1) 停用可疑致敏药物或食物，饮食清淡易消化，多饮水。

(2) 抗组胺药。

(3) 急救：病情急、泛发性荨麻疹，测生命体征，休克者平卧、解开衣领呼吸通畅，皮下注肾上腺素 0.5～1mg，输液，静注地塞米松，喉头水肿吸氧，气管切开。

五、银 屑 病

1. 护理评估　遗传因素、感染、免疫、精神因素、内分泌因素、外伤等。

2. 身体状况

(1) 寻常型银屑病：急性发病，炎性斑丘疹表面有银白色鳞屑，刮去鳞屑为淡红发亮的半透明薄膜称薄膜现象，刮去薄膜有小出血点称点状出血现象。好发头皮、四肢伸侧（肘膝伸侧及腰骶）可全身各处呈对称分布，头皮暗红色丘疹和斑片，边界清，鳞屑厚积、不脱发。

(2) 脓疱型银屑病：少见。

泛发性脓疱型：是最重一型，急性发病，数周至全身高热、关节痛和肿胀不适、白细胞高。红斑上有密集的针头大小浅在无菌性小脓疱，常融合成片状"脓湖"，脓疱数日后干燥脱屑，其下又发新脓疱，中青年多发，并发肝肾损害、感染、电解质紊乱或衰竭死亡。

掌跖脓疱型银屑病：局限掌跖部，对称，红斑上有淡黄色针头大小脓疱，皮疹成批出现，疱壁不易破，1~2周疱干结痂成脱屑，又出新皮损。

（3）关节病型银屑病：男性多见，以指、腕、趾、关节多见红肿疼痛、梭形肿胀，关节强直变形活动受限，重者大关节积液红肿，功能障碍。

（4）红皮病型银屑病（银屑病性剥脱性皮炎）：少见，全身皮损弥漫性潮红，伴大量糠秕样鳞屑为剥脱性皮炎，脱落。

3. 护理诊断

（1）皮肤完整性受损　皮肤出现鳞屑改变有关。

（2）自理能力下降　与关节活动障碍有关。

（3）焦虑　与疾病反复、容易复发有关。

4. 护理措施

（1）局部疗法：进行期用温和药3%~5%硼酸软膏，2%~5%水杨酸硼酸软膏防红皮病；稳定期或消退期用浓度高的外用药；皮质激素霜对各期均可。

（2）全身疗法：免疫抑制剂如甲氨蝶呤、乙亚胺、乙双吗啉，定期查血尿常规、肝功。免疫调节剂如左旋咪唑与氨肽合用。

（3）减轻瘙痒及干燥不适：冬天适当保温防冷刺激，瘙痒严重用止痒药，避免过度沐浴，洗去鳞屑、增加沐浴次数致皮肤过度干燥，可在浴水中加少许油脂润滑皮肤。

【见习准备】

护士服、口罩、帽子。

【见习流程】

1. 由带教老师选定皮肤疾病病人若干例。

2. 学生每8~10人一组，在带教老师带领下，对皮肤疾病病人进行病史采集和护理评估。

3. 学生每8~10人一组，在带教老师的带领下，见习皮肤疾病病人的护理措施。

4. 通过观察录像进一步了解皮肤疾病的相关知识。

5. 每位学生写一份见习报告。

【见习报告】

1. 根据见习所得的资料记录一份皮肤疾病病人的护理病历。

2. 写一份见习心得体会。

3. 教师对该生所交作业进行评价。

【思考题】

1. 不同类型银屑病的临床特点。

2. 药疹病人的护理措施。

第二十六章

性传播疾病病人的护理

【见习目的】

1. 掌握性传播性疾病的概念及我国重点防治八种性病。
2. 掌握性传播疾病的护理评估及护理措施。
3. 熟悉性传播疾病的感染途径、临床特征、辅助检查及处理原则。
4. 了解性传播疾病的特点。

【见习内容】

1. 性传播疾病病人的评估。
2. 性传播疾病病人的感染途径、临床特征、辅助检查、处理原则及护理措施。
3. 指导见习学生书写见习报告。

【相关理论】

一、概　　述

1. 中国女性八大性病　梅毒、生殖器疱疹、尖锐湿疣、淋病、非淋性尿道炎、软下疳、艾滋病、性病性淋巴肉芽肿。
2. 世界卫生组织（WHO）将性病分为四级

一级性病：艾滋病。

二级性病：梅毒、淋病、软下疳、性病性淋巴肉芽肿、腹股沟肉芽肿、非淋菌性尿道炎、性病性衣原体病、泌尿生殖道支原体病、细菌性阴道炎、性病性阴道炎、性病性盆腔炎。

三级性病：尖锐湿疣、生殖器疱疹、阴部念珠菌病、传染性软疣、阴部单纯疱疹、加特纳菌阴道炎、性病性肝周炎、瑞特氏综合征、B群佐球菌病、乙型肝炎、疥疮、阴虱病、人巨细胞病毒病。

四级性病：梨形鞭毛虫病、弯曲杆菌病、阿米巴病、沙门菌病、志贺菌病。

3. 传播途径　①直接性接触传染；②间接接触传染；③胎盘产道感染；④医源性传播；⑤日常生活接触传播。

4. 常见的性病

（1）淋病：是淋病奈瑟菌（简称淋菌）引起的以泌尿生殖系统化脓性感染为主要表现的性传播疾病、眼、咽、直肠的感染以及全身感染。在全国发病率中居首位。

（2）非淋菌性传播疾病：非淋菌性尿道炎（NGU）是指由淋菌以外的其他病原体，主要是沙眼衣原体、解脲支原体所引起的尿道炎，是由性接触传染的一种尿道炎。

（3）尖锐湿疣：又称尖锐湿疣生殖器疣或性病疣，是由人类乳头瘤病毒（HPV）感染引起的一种性传播疾病。女性尖锐湿疣是由人乳状瘤病毒感染引起的上皮增生性病变，温暖潮湿的外阴皮肤黏膜利于其生长、繁殖，形成外阴或阴道尖锐湿疣，但是并非所有的外阴赘生物全为尖锐湿疣。

（4）梅毒：是由苍白（梅毒）螺旋体（TP）引起的系统性性传播疾病，绝大多数是通过性途径传播。早期侵犯皮肤黏膜；晚期除皮肤黏膜以外，侵犯心血管系统、神经中枢系统，通过胎盘传播给胎儿。好发部位：90%发生在外生殖器，男性为冠状沟、包皮、系带。女性为大小阴唇、宫颈、外阴唇系带。

（5）生殖器疱疹：是我国常见性传染病之一，由单纯疱疹病毒（HSV）感染所引起。单纯疱疹病毒分为两型即HSV-1和HSV-2。HSV-1是通过呼吸道、皮肤和黏膜密切接触传染，主要由口唇、咽、眼及皮肤感染，少数亦可引起生殖器疱疹，多由口交引起。

二、护 理

1. 心理护理 护理人员主动地与病人交谈，为其隐私保密。讲解坚持早期、正规、足量的治疗的重要性；做好家属工作，积极争取配偶的配合，引导他们在病人面前保持良好的心境。

2. 生活护理 注意休息，避免剧烈活动；加强营养，增强机体免疫力；治疗间禁止性生活，动员其配偶和性伴侣进行检查，必要时接受治疗。

3. 饮食护理 饮食宜清淡，忌饮酒、浓茶及辛辣刺激食物。多饮水，促进炎性分泌排出。

4. 消毒隔离 注意个人清洁卫生和隔离，保持局部皮肤黏膜清洁。正确使用外用药，涂药时注意保护病损周围皮肤、黏膜。采用激光、冷冻、物理治疗后要保持创面干燥。

5. 用药护理 坚持早期、规范、足量治疗，注意观察疗效及不良反应。首次大剂量青霉素治疗时应注意观察病情变化，出现发热、头痛、寒战、肌肉酸痛、心律失常，应考虑发生吉海反应，及时处理。为防止吉海反应发生，可由小剂量青霉素注射开始。

【见习准备】

护士服、口罩、帽子。

【见习流程】

1. 由带教老师选择该病病人（经病人同意）若干例。

2. 学生每8~10人一组，在带教老师的带领下，对病人进行病史采集和护理评估。

3. 学生每8~10人一组，在带教老师的带领下，见习病人的治疗和护理措施。

4. 学生每8~10人一组，在带教老师的带领下，学习如何预防该疾病。

5. 每位学生写一份见习报告。

【见习报告】

1. 根据见习所得的资料记录一份该疾病病人的护理病历。
2. 写一份见习心得体会。
3. 教师对该生所交作业进行评价。

【思考题】

1. 性传播疾病的定义及分类。
2. 尖锐湿疣的治疗方法是什么？如何避免复发？
3. 如何预防性病、艾滋病的流行及传播？

第三篇 病案分析并讨论项目

第二十七章

外科体液失衡病人的护理

【讨论目的】

1. 掌握外科体液平衡的基本知识。

2. 熟悉常见的体液平衡失调（脱水与缺钠、钾代谢紊乱、代谢性酸中毒）的护理评估及护理措施。

3. 能按医嘱内容完成液体配制、顺序安排、速度调节、补液监护和调整，保证输液顺利进行和输液并发症的早期处理。

【典型病案】

患者，男，23岁，因腹痛呕吐3天入院。3天前上午8时许，病人在田间插秧时突然开始发生腹痛，上腹为主，阵发性，伴呕吐胃内容物，不能进食。曾患过胆道蛔虫病。在当地乡医院被诊断为胆囊炎，治疗无效。患病3天病人腹痛未止，呕吐频，吐"苦胆水"。入院时体温37.2℃，呼吸20次/分，脉搏106次/分，血压92/60mmHg，神志清楚，急性病容，皮肤黏膜未见黄染，皮肤弹性下降，眼窝下陷，心肺检查未见异常，腹部未见隆起或包块，腹式呼吸存在，上中腹部肌紧张，有压痛，无反跳痛；叩诊肝浊音界正常，未见移动性浊音，肠鸣音弱。检查时见病人呕吐一次，为含胆汁上消化液体，约600ml。血钾3.7mmol/L，血钠139mmol/L，血氯96mmol/L，血二氧化碳结合力12.0mmol/L。（最后确诊：空肠上段扭转至肠梗阻）

【分析讨论】

1. 病人的评估

（1）腹痛呕吐未能进食进水 3 天。

（2）中度急性脱水征象明确：皮肤弹性下降，眼窝下陷，脉搏 106 次/分，血压 92/60mmHg。

（3）身体内缺钾明显：腹痛呕吐未能进食进水已 3 天。

（4）代谢性酸中毒表现明显：血二氧化碳结合力 12.0mmol/L。

（5）原发病诊断暂不明确，对症治疗与护理意义重大。

2. 临床特点及护理特点

（1）原发病诊断暂不明确，病因不能消除，体液继续丢失。

（2）严密监测病情变化，及时有效正确的对症治疗与护理，保持病人内环境的稳定。

（3）及早明确诊断。

3. 护理诊断

（1）体液不足　与大量呕吐不能进食有关。

（2）焦虑、恐惧　与诊断不明和对最终治疗效果不确定的担心等有关。

（3）知识缺乏　与缺乏麻醉和手术相关知识有关。

（4）营养失调　与大量呕吐不能进食有关。

（5）潜在并发症　如感染与抵抗力下降有关；如有受伤的危险与缺钾缺钠营养障碍有关等。

4. 护理措施

（1）建立静脉通路，遵医嘱合理安排补液顺序，速度调节，补液监护和调整，保证输液顺利进行，更早更快纠正体液平衡失调。

（2）严密观察病情变化，及时发现输液并发症并能进行早期正确处理。

（3）进行相关检查，尽早明确病因诊断，果断进行病因治疗。

（4）记录 24 小时出入量。

（5）预防感染，预防意外损伤。

（6）做好心理护理工作。

（7）胃肠减压：根据病情发展与医嘱决定是否施行胃肠减压。

（8）考虑该患者是外科急腹症病人的可能，在没有明确排除外科急腹症诊断前,严格执行四禁(禁用吗啡类止痛剂,禁饮食,禁服泻药或禁止灌肠,禁止活动)。

(9)必要的术前准备:及时做好药物过敏试验、配血、有关常规实验室检查或器官功能检查等。

【讨论报告】

1. 诊断:体液平衡失调的诊断包括:中度等渗性脱水、缺钾、代谢性酸中毒。原发病的诊断:急腹症原因待查,急性肠梗阻可能性较大。

2. 该病人的医疗处理原则

(1)迅速查清病因,积极病因治疗。

(2)积极对症支持处理,纠正水、电及酸碱失衡,保持病人内环境的稳定,严密监测病情变化。

3. 主要护理诊断及医护合作性问题:见分析讨论。

4. 护理措施:见分析讨论。

5. 预期目标

(1)病因诊断明确,及早解除病因。

(2)水、电解质和酸碱平衡失调纠正。

(3)病人未发生并发症或并发症得以及时发现和处理。

6. 教师对讨论结果进行评价。

【思考题】

1. 在执行外科大输液时如何合理安排医嘱中液体的输入顺序和速度?

2. 输液的观察内容有哪些?

3. 如何处理常见输液的并发症?

第二十八章

休克病人的护理

【讨论目的】

1. 熟悉休克的病因与分类、病理生理。
2. 掌握休克的临床表现、处理原则。
3. 掌握休克的护理措施。

【典型病案】

患者，男性，32岁，骑自行车不小心发生车祸导致左上腹闭合性损伤。体查：神志淡漠、面色苍白、四肢厥冷、P124次/分，BP10/8kPa，R18次/分，上腹部有明显压痛及反跳痛，腹腔穿刺抽得不凝固血液，请问该患者的诊断是什么？

【分析讨论】

1. 病人的评估　外伤引起失血性休克。

2. 临床特点及护理特点　失血性休克是休克的一种类型，主要表现为中心静脉压降低、血压下降和心率加快；以及由微循环障碍所造成的组织器官功能不全的表现。

立即补充血容量、积极处理原发病和制止出血是治疗此型休克的关键。

3. 护理诊断

(1) 体液不足　与大量失血有关。

(2) 气体交换受损　与心排血量减少、组织缺氧、呼吸型态改变有关。

(3) 心排血量减少　与体液不足、回心血量减少或心功能不全有关。

（4）组织灌注量改变　与大量失血引起循环血量不足所致的心、肺、脑、肾及外周组织血流量减少有关。

（5）有受伤的危险　与神志淡漠等有关。

4. 护理措施

（1）补充血容量，维持体液平衡：建立静脉通路、合理补液（表28-1）、观察病情变化、准确记录出入量、检测尿量和尿比重。

表28-1　中心静脉压与补液的关系

CVP	BP	原因	处理原则
低	低	血容量严重不足	充分补液
低	正常	血容量不足	适当补液
高	低	心功能不全	给强心药，减慢输液
高	正常	血管过度收缩	舒张血管
正常	低	心功能不全或血容量不足	补液试验

（2）改善组织灌注，促进气体正常交换。

（3）用药护理。

（4）维持有效的气体交换。

（5）预防感染。

（6）维持正常体温。

（7）预防意外损伤。

【讨论报告】

1. 诊断　失血性休克。

2. 该病人的医疗处理原则

（1）急救，处理引起休克的原发伤。

（2）迅速恢复有效血容量，纠正微循环障碍，增强心肌功能，恢复机体正常代谢。

3. 主要护理诊断及医护合作性问题　见分析讨论。

4. 护理措施　见分析讨论。

5. 预期目标

（1）及时止血，去除病因。

（2）迅速恢复有效循环血量，维持体液平衡。

（3）病人未出现并发症或并发症得以及时发现和处理。

6. 教师对讨论结果进行评价。

【思考题】

1. 简述休克的临床表现。

2. 患者，女49岁，因"呕血、排黑便3天"入院。3天前呕吐鲜红色血，1~2次/日，每次约30~50ml，无血块，排黑色稀便及暗红色血便，1~2次/天，100~150ml/日，伴头晕、乏力，上腹轻度闷痛不适，未治疗。入院前4小时，再发呕吐鲜红色血数次，总量约1000ml，伴头晕、乏力、心悸、出冷汗，由120急送入院。既往史：2年前外院诊断"肝硬化"（具体不详）体格检查：体格检查：T：38.9℃，P：116次/分，R：22次/分，BP：40/20mmHg，昏迷状态，被动体位，全身皮肤黏膜苍白、黄染，皮肤湿冷。双肺呼吸音清，无干湿啰音。心率116次/分，律齐，无杂音，脉细弱。

（1）该病人最可能的诊断是什么？

（2）该病人的护理措施是什么？

第二十九章

麻醉的观察与护理

【讨论目的】

1. 探讨护士在手术前麻醉的配合和护理。
2. 探讨护士在手术中麻醉的配合和护理。
3. 探讨护士在手术后麻醉的配合和护理。

【典型病案】

患者，女性，56岁。主诉：大便带血1周入院，病理活检为"直肠癌"，准备施行手术治疗。

【分析讨论】

1. 病人的评估　患者为直肠癌，临床表现黏液血便和排便困难。
2. 麻醉护理特点　麻醉护理特点：本病手术多采取全身麻醉，严格按全身麻醉进行护理。包括麻醉前护理、呼吸道准备、胃肠道准备及麻醉前的用药，让病人达到最佳的身体状态接受麻醉和手术；同时应完善术前的全面检查，确定心肺肝肾功能、是否合并糖尿病等。麻醉中护理：应保证麻醉效果的前提下不能过量使用麻醉药，防止麻醉中的并发症。麻醉后护理：维持生命体征的平稳，预防并发症，术后镇痛等。
3. 护理诊断

（1）焦虑、恐惧　与害怕麻醉和担心手术后疼痛等有关。

（2）知识缺乏　与缺乏麻醉和手术相关知识有关。

（3）潜在并发症　恶心、呕吐、高血压、心跳停搏等。

4. 护理措施

（1）麻醉前护理

1）心理护理：安慰和鼓励病人，缓解病人对麻醉的恐惧和焦虑，使其能以良好的心态进行麻醉。

2）胃肠道准备：因为是择期手术麻醉前尽量准备充分，严格禁食、禁饮。

3）呼吸道准备：为了防止麻醉中呼吸道分泌物阻塞气道，引起窒息，麻醉前应戒烟至少2周。

4）麻醉前用药：麻醉前用药为稳定病人情绪，确保麻醉顺利实施。

（2）麻醉后护理

1）体位：根据不同的麻醉方式及病人的全身状况、手术部位和方式等选择适合体位。

2）保持气道通畅。

3）消除麻醉后病人的不适，预防并发症。

【讨论报告】

1. 诊断及该病人的医疗处理原则

（1）诊断为直肠癌。

（2）积极完善麻醉前准备，在全身麻醉下行保留肛门的直肠癌根治术。

2. 主要护理诊断　见分析讨论。

3. 护理措施　见分析讨论。

4. 预期目标

（1）麻醉前准备充分。

（2）麻醉中生命体征平稳无并发症。

（3）麻醉后镇痛泵镇痛效果好，无并发症。

5. 教师对讨论结果进行评价。

【思考题】

患者,男,70岁,背部长有一个脂肪瘤,在局部浸润麻醉下,行脂肪瘤切除术。术时给予5%普鲁卡因200ml,因瘤体较大,又追加使用一些剂量。患者出现烦躁、惊厥,测量心率120次/分,呼吸24次/分,血压225/150mmHg。

(1) 患者诊断什么疾病?诊断依据是什么?

(2) 患者目前的护理诊断?

(3) 请给出患者麻醉前和麻醉后护理措施。

第三十章

外科感染病人的护理

【讨论目的】

1. 说出化脓性感染的病因病理。
2. 叙述化脓性感染病人的身体表现特点、预防方法。
3. 提出化脓性感染病人的护理诊断和护理措施。

【典型病案】

患者,男性,20岁,右大腿被刀刺伤后第5天,自诉局部肿痛明显,活动受限,伴有高热、头痛、乏力。

【分析讨论】

1. 护理评估
(1) 健康史
1) 机体局部、全身抵抗力下降:如皮肤破损、管腔阻塞、局部组织血供障碍、营养不良、慢性疾病等,易患化脓性感染。
2) 机体内常见的化脓性细菌:见表30-1。

表30-1 常见化脓性细菌寄居部位、感染疾病和脓液特点

致病菌	寄居部位	主要感染疾病	脓液特点
金黄色葡萄球菌	常存在于鼻、咽部黏膜及皮肤上	疖、痈、淋巴结炎、脓肿、骨髓炎、脓毒症	稠厚、黄色、无臭
溶血性链球菌	常存在于口咽鼻腔黏膜及皮肤上寄居在肠道内	蜂窝织炎、丹毒、淋巴管炎、脓毒症	稀薄、量大、淡红色

续表

致病菌	寄居部位	主要感染疾病	脓液特点
大肠埃希菌（大肠杆菌）		尿路感染、胆道感染、腹膜炎、阑尾炎、胃肠手术后感染、脓毒症	单独感染时脓液无臭味，与厌氧菌混合感染时脓液稠厚，灰白色，粪臭或恶臭
铜绿假单胞菌（绿脓杆菌）	常存在于肠腔内和潮湿的皮肤皱褶处	大面积烧伤创面感染、脓毒症、尿路感染	淡绿色、有特殊的甜腥臭味
脆弱拟杆菌	常存在于口腔、结肠和生殖道内	腹膜炎、胃肠手术后感染、脓毒症、静脉炎	恶臭味，有产气性
变形杆菌	常存在于肠道和尿道内	大面积烧伤创面感染、腹膜炎、尿路感染	特殊的恶臭

(2) 身体状况

1) 局部症状：急性炎症局部出现红、肿、热、痛、功能障碍的典型表现，后期形成脓肿。

2) 全身症状：轻者无明显症状；较重者常有体温升高、呼吸心跳加快、头痛、乏力、食欲减退等全身感染中毒症状。严重感染导致脓毒症时，可发生感染性休克和多器官功能障碍或衰竭。

(3) 辅助检查

1) 实验室检查：血常规可见白细胞计数增加或减少；血生化可见水电解质酸碱平衡紊乱。必要时可抽取脓液做细菌培养或做血培养及药物敏感试验，明确致病菌。

2) 影像学检查：B超、X线、CT、MRI等可了解感染病灶部位及范围。

(4) 心理状态：注意病人情绪的改变，及时给予安慰解释，减轻焦虑和不安。

(5) 治疗原则：积极消除病因，局部给予对症处理，全身控制感染。

2. 护理诊断

(1) 体温过高　与感染有关。

(2) 疼痛　与局部感染肿胀有关。

(3) 营养失调：低于机体需要量　与营养摄入不足及高代谢状态有关。

(4) 有体液不足的危险　与感染所致高热失水有关。

(5) 知识缺乏　缺乏保健知识。

(6) 焦虑或恐惧　与疾病所致疼痛或病情恶化有关。

3. 护理措施

（1）局部疗法护理：包括局部制动，局部用药和理疗。脓肿形成，尽早切开引流。

（2）全身疗法的护理：包括①正确合理使用抗生素：应根据细菌培养和药物敏感试验结果选用有效抗菌药。②支持疗法：加强营养的摄入，增强机体抗感染能力。维持水电解质及酸碱平衡，提供足够的维生素和热量。必要时可少量多次输入新鲜血液或血浆。保证病人充足的休息与睡眠，保持良好的免疫防御能力。③对症处理：遵医嘱及时应用镇静、止痛药物，减轻病人的焦虑、疼痛。高热者应给与物理降温或退热镇静药。④观察病情：定时监测生命体征，有无神志变化和内脏损害的表现，发现异常及时与医生联系。

【讨论报告】

1. 诊断　感染
2. 该病人的医疗处理原则

（1）局部制动，局部用药。

（2）使用抗生素抗感染治疗。

（3）加强营养的摄入和充足的睡眠。

（4）物理降温或药物降温。

3. 主要护理诊断及医护合作性问题　见分析讨论。
4. 护理措施　见分析讨论。
5. 预期目标

（1）体温恢复正常。

（2）感染得到有效的控制。

6. 教师对讨论结果进行评价。

【思考题】

1. 机体内常见的化脓性细菌感染时的脓液特点是什么？
2. 严重感染病人的护理措施是什么？

第三十一章

肿瘤病人的护理

【讨论目的】

1. 掌握肿瘤病人的社会-心理状况。
2. 学会肿瘤病人的心理护理。
3. 学会恶性肿瘤手术后病人的生活护理。
4. 在实践中体现良好的职业素质、爱心和同情心。

【典型病案】

患者，男，50岁，退休工人。因排便次数增多伴有黏液血便半年，加重并发现右下腹包块1个月入院，半年前患者无明显原因出现排便次数增多，有时带有黏液血便，在院外服药物治疗（具体治疗和用药不详），症状时好时坏，未能引起患者足够的重视。1月前病人上述症状加重，并出现无规律的阵发性腹痛，伴有腹胀、乏力、低热、食欲不振、排便次数减少，有时出现脓血便，进行性消瘦，患病后体重减轻11kg；无意间发现右下腹有鸡蛋大小包块。病人嗜烟、嗜酒20多年，平素喜欢进高蛋白、高脂肪的饮食，并酷爱进食油腻、煎烤类食物。

查体：消瘦、贫血貌，精神不振，体重43kg；头颅、五官、颈部及心肺未见异常，腹平软，右下腹可扪及一个4cm×3cm大小的包块，质硬，表面不光滑，呈结节状，活动度差，未见肠型及蠕动波。实验室检查：血红蛋白85g/L，血浆蛋白总量60g/L，血清白蛋白30g/L，血清球蛋白30g/L。

【分析讨论】

1. 该病人的评估

（1）疾病可疑症状：①近期内出现排便习惯改变，如腹泻、便秘或腹泻便秘交替出现；②持续性腹部不适、隐痛或腹胀；③粪便带脓血或黏液；④原因不明的贫血、乏力或体重减轻；⑤腹部扪及肿块。

（2）检查方法

1）直肠指诊：是诊断直肠癌最主要的方法，约70%的直肠癌指肠指诊可触及肿瘤。

2）内镜检查：是诊断结肠癌及高位直肠癌最有效最可靠的方法，可以发现早期病变。

3）X线钡灌肠或气钡双重对比造影：可了解病变的范围及结肠其他部位有无异常。

4）B超、CT检查：可了解腹部肿块、肿大淋巴结及肝内有无转移。

5）血清癌胚抗原测定：对评估预后、疗效、复发有一定的帮助。

6）其他检查：如阴道双合诊、膀胱镜检查等，也可帮助诊断。

2. 护理诊断/护理问题

（1）焦虑、恐惧　与害怕癌症诊断、担心可能作结肠造瘘等有关。

（2）知识缺乏　缺乏直肠癌早期症状、诊断检查、治疗方法等方面的知识。

（3）自我形象紊乱　与结肠造瘘引起的心理和行为上的不正常有关。

（4）社交障碍　与害怕亲属和朋友对结肠造瘘产生反感有关。

（5）腹泻　与结肠切除或肛门失去括约作用有关。

3. 护理措施

（1）手术前肠道准备方法：①传统方法：术前3日进少渣半流质，术前2日进流质。术前3日给番泻叶代茶饮或硫酸镁15g口服，给肠道杀菌剂（如卡那霉素1g，每日2次）及甲硝唑（0.4g，每日4次），给维生素 K_1 10mg，每日1次。术前2日晚及术前1日晚用1%的肥皂水清洁灌肠；②甘露醇法：术前1日午餐后在0.5~2小时内口服10%甘露醇1000~2000ml，可产生有效腹泻，清洁肠道作用较快，不需要服泻剂或灌肠。

肠道准备的注意事项：①甘露醇法对年老体弱、心肾功能不全者禁用；

②有肠梗阻症状时,肠道准备时间需延长;③直肠癌手术前,应选择粗细合适的肛管,轻柔插管,低压灌肠。

(2)结肠造口术后病人的护理

1)饮食护理:手术后应禁饮食,静脉输液;待2~3日造瘘口开放后,开始进流质,以后改高热量、高蛋白、高维生素、易消化的少渣饮食;避免摄入产气性食物及能引起腹泻或便秘的食物。

2)造口周围皮肤的护理:造口开放前,及时更换渗湿的外层敷料(外置造口肠管术中已用凡士林纱条裹覆),防止渗液浸渍皮肤;造口开放后,宜取左侧卧位,及时清除流出的粪液,保持局部皮肤清洁、干燥,防止粪液污染;更换造口袋时,应先用中性肥皂棉球擦拭造口周围皮肤,涂抹氧化锌软膏,再佩戴清洁造口袋。

3)造口并发症的观察及处理:①造口局部异常:观察肠黏膜有无变色(提示血供不良)或水肿;造口有无出血、感染、回缩或狭窄;②肠梗阻:观察有无恶心、呕吐、腹痛、腹胀、停止排气排便等症状;③便秘:进食后3~4日未排便,或因粪块堵塞而发生便秘,可经造口插入导尿管(深度不超过10cm),用石蜡油或肥皂水作低压灌肠;为防止便秘,鼓励病人多吃新鲜蔬菜、水果,适当增加运动量。

4)对病人进行自我照顾教育:教给病人人工肛袋的佩戴及清洁消毒方法,造口周围皮肤的护理方法。指导病人调节饮食,目的是防止产气、腹泻及便秘,如摄入产气少、易消化、少渣食品;避免吞咽过快及饮用碳酸饮料;忌生冷、辛辣刺激性食物;饮食必须清洁卫生,无致腹泻性或便秘性。教给病人处理腹泻和便秘,腹泻时可使用收敛性药物,便秘时可自行扩肛或灌肠。告知病人和亲属"需要支持→自我照顾→适应排便方式",需要经历一定的时间,在适应新的排便方式后,可恢复日常生活、运动、旅行和社交活动。

【讨论报告】

1. 诊断　大肠癌。

2. 该病人的医疗处理原则

(1)力争早起手术根治,并酌情辅以放疗和化疗。

(2)晚期不能行根治术的可予以姑息性手术,或是结肠造瘘术,以缓解症状,延长生存时间。

3. 主要护理诊断及医护合作性问题　见分析讨论。

4. 护理措施　见分析讨论。

5. 预期目标

（1）对于肿瘤病人，能普及三级预防知识，做到早发现、早诊断、早治疗。

（2）病人的情绪稳定，焦虑减轻，营养状况良好。

（3）病人未发生并发症或并发症得以及时发现和处理。

6. 教师对讨论结果进行评价。

【思考题】

1. 肿瘤病人心理变化特点是什么？护理中应当注意哪些心理变化？
2. 大肠癌手术后病人的护理重点是什么？

第三十二章

甲状腺功能亢进病人的护理

【讨论目的】

1. 掌握甲状腺功能亢进症病人的护理诊断、外科治疗的术前准备及术后一般护理和并发症的防治。

2. 熟悉甲状腺功能亢进症的身心状况。

3. 熟悉甲状腺功能亢进症患者的健康教育。

【典型病案】

患者，女性，37岁，双侧甲状腺肿大近3年，诊断原发性甲状腺功能亢进并行药物治疗18个月。停药后10个月复发，突眼、颈部增粗、心悸2个月。患者于2个月前因精神刺激出现心悸，活动时加重，眼睑浮肿，眼球逐渐突出，颈部增粗，多食易饥，大便4~5次/日。查体：BP 140/80mmHg，眼球突出，甲状腺Ⅱ度肿大，弥漫对称，质中，无触痛，甲状腺上极可闻血管杂音，心界不大，心率120次/分，律不齐，第一心音强弱不等，下肢无浮肿，手颤（+）。辅助检查：FT_3、FT_4增高，TSH降低，血、尿常规正常，肝功正常，ESR正常，ECG：心房颤动。

【分析讨论】

1. 护理评估

（1）健康史：原发性甲亢的病因迄今尚未完全阐明，目前认为是一种自身免疫性疾病，多见于20~40岁女性。

（2）身体状况：甲亢的临床表现包括甲状腺肿大、性情急躁、容易激动、失眠、双手常有细速颤动、怕热、多汗；双侧眼球突出、眼裂增宽；心悸、胸部不适、脉快有力，脉率常在100次/分钟以上，休息和睡眠时仍快；收缩压升高，舒张压降低，因而脉压增大。

（3）心理-社会状况：病人常情绪激动易激惹，故需了解病人患病以来的情绪、心情。

（4）甲亢常用的特殊检查方法

1）基础代谢率测定（BMR），多用简易基础代谢率测定，方法是在患者清晨起床前，安静、空腹下测量脉率和血压，连测3天。然后按下列公式计算结果：BMR=（脉率+脉压）-111。BMR正常值为±10%。若为+20%~+30%为轻度甲亢；+30%~+60%为中度甲亢；+60%以上为重度甲亢。但这种测定方法不适用于心律失常的患者。

2）甲状腺摄^{131}I率测定：正常人甲状腺24小时摄^{131}I量为人体总摄入量的30%~40%。若2小时摄^{131}I量超过总量的25%，或24小时超过50%，都表示甲亢。但检查前两个月内禁用抗甲状腺药物、碘剂和富含碘的食物，以免影响检查结果。

3）血清T_3、T_4测定：反映甲状腺的功能状态，甲亢时T_3值的上升较早而快，可高于正常值的4倍左右；T_4上升则较迟缓，仅高于正常的2.5倍，故测定T_3对甲亢的诊断具有较高的敏感性。

（5）治疗方式：甲状腺大部切除术仍是目前治疗中度以上原发性甲亢（尤其是经药物治疗后复发的中度以上原发性甲亢）的一种常用而有效的方法，本病例符合手术指征。

2. 护理诊断及合作性问题

（1）清理呼吸道无效　与手术刺激咽喉部及气管致分泌物过多、过稠造成的呼吸道堵塞、切口疼痛不敢咳嗽有关。

（2）营养失调　低于机体需要量　与甲亢引起的高代谢状态及食管受压造成的吞咽困难有关。

（3）焦虑　与甲亢导致神经系统改变、担心手术及预后等有关。

（4）知识缺乏　与缺乏治疗和护理知识有关。

（5）潜在并发症　呼吸困难与窒息；声音嘶哑和失音；误咽、音调降低；手足抽搐；甲状腺危象。

3. 护理措施

(1) 术前护理

1) 生活护理：①保持安静：将患者安置在通风、安静的病室。②卧位：睡眠时应垫高枕头取侧卧位，减轻肿大甲状腺对气管的压迫。③饮食：高蛋白、高热量、高维生素饮食。

2) 药物准备：①抗甲状腺药物：主要有硫氧嘧啶，控制甲亢症状。待症状基本控制后，改服碘剂1~2周再行手术。②复方碘溶液（卢戈液）：护士应指导患者正确服用。③对上述药物准备效果不佳者，可改用普萘洛尔（心得安）做手术前准备或与碘剂合用。

3) 心理护理：热情接待患者，避免刺激性语言，帮助患者适应医院内生活环境。向患者介绍手术的必要性和方法以及手术前后应配合的事项，消除患者顾虑和紧张心理。

(2) 术后护理：①严密观察生命体征和切口渗血情况。②保持呼吸道通畅。③体位：待患者清醒、血压稳定后取半卧位，有利于呼吸和切口的引流。④做好切口引流的护理。⑤饮食：术后6小时若麻醉清醒，无呕吐，可进温凉流质饮食，以免手术区域充血，手术后第2天开始进半流质饮食，如有呛咳，暂停止进食。⑥继续服用碘剂：每天3次，每次从16滴开始，以后逐天每次递减1滴直至每次3滴为止。术前若用心得安准备者，术后继续服用此药4~7天。⑦密切观察及预防术后并发症，常见并发症有呼吸困难和窒息、喉返神经损伤、喉上神经损伤、手足抽搐、甲状腺危象。

4. 健康教育

(1) 保持愉快心情，保证充分的睡眠时间，避免劳累，术后3个月可恢复正常工作。

(2) 对术后需要长期行甲状腺激素替代治疗的患者，应向患者介绍有关药物与激素替代治疗的知识，让患者掌握服用甲状腺激素的剂量、时间及副作用。

(3) 逐渐加强颈部功能锻炼，指导患者进行抬头、左右转颈等活动，防止因瘢痕挛缩造成的颈部功能障碍。

(4) 注意观察甲状腺功能状态，了解有无甲亢复发或甲状腺功能不足的表现。

(5) 定期复查，术后3、6、12个月各复查1次，以后每年随访1次，共3年。

【讨论报告】

1. 临床诊断　中度原发性甲状腺功能亢进症（复发）。
2. 治疗原则
（1）甲状腺大部切除术。
（2）术前准备至可以实施手术的标志是：①患者情绪稳定，睡眠好转，体重增加；②腺体缩小变硬；③脉率稳定在 90 次/分钟以下；④基础代谢率低于+20%。术后继续服用碘剂。
3. 主要护理诊断　见分析讨论。
4. 护理措施　见分析讨论。
5. 预期目标
（1）呼吸道通畅，能排出分泌物。营养状况保持良好。
（2）了解药物及手术治疗知识，配合治疗和护理。
（3）病人未发生并发症或并发症得以及时发现和处理。
6. 教师对讨论结果进行评价。

【思考题】

1. 简答题
（1）如何测定基础代谢率？术前如何配合医生做好药物准备？
（2）甲亢术后常见并发症有哪些？如何护理？
2. 案例分析题
患者，女，42 岁，因甲状腺功能亢进入院。经术前准备，甲亢症状基本控制后，行甲状腺大部切除术。术后 2 小时，病人突然出现呼吸困难、烦躁，伤口敷料有血迹渗出，范围不断扩大。
（1）此类病人术后呼吸困难的常见原因是什么？该病人呼吸困难的原因是什么？
（2）该病人的抢救要点是什么？
3. 选择题
（1）术前，医生为某甲状腺功能亢进症患者开了饱和碘化钾溶液，该药物的作用是（　　）
A. 减慢突眼征的进展　　　　　　B. 增加甲状腺血管充血

C. 降低机体储存甲状腺素能力　　D. 降低甲状腺素释放能力

E. 缩小甲状腺滤泡体积

（2）患者，男，40岁，因甲状腺功能亢进症行甲状腺全切除术术后36h，病人烦躁不安，体温为39.9℃，脉搏140次/分。最可能的并发症是（　　）

A. 伤口出血　　　　　　　　　B. 伤口感染

C. 喉头水肿　　　　　　　　　D. 甲状腺危象

E. 甲状旁腺损伤

（3）患者，男，36岁，甲状腺大部分切除术后出现饮水呛咳，发音时音调无明显改变，可能的原因是（　　）

A. 气管塌陷　　　　　　　　　B. 伤口内出血

C. 单侧喉返神经损伤　　　　　D. 上神经内侧支损伤

E. 喉上神经外侧支损伤

（4）某双侧甲状腺大部切除术后第3天病人出现手足疼痛，持续抽搐，护士需立即准备好下面哪种药物（　　）

A. 氯化钠　　　　　　　　　　B. 葡萄糖酸钙

C. 碳酸氢钠　　　　　　　　　D. 磷脂碘

E. 碘化钠

（5）某甲状腺切除术后病人刚一清醒，护士就要求病人说出他的名字，其目的是为了评估病人有无（　　）

A. 出血　　　　　　　　　　　B. 意识障碍

C. 上呼吸道阻塞　　　　　　　D. 神经损伤

E. 记忆力受损

附参考答案：1. D　2. D　3. D　4. B　5. D

第三十三章

腹外疝病人的护理

【讨论目的】

1. 掌握常见腹外疝人的护理问题及护理措施。
2. 熟悉腹外疝的病因病理。
3. 了解临床中常见腹外疝的临床特点。
4. 在实践中体现良好的职业素质、爱心和同情心。

【典型病案】

患者，男，61岁。因右腹股沟区出现可复性肿块10余年，肿块不能回纳伴腹痛4小时而入院。患者10年前右侧腹股沟区出现可复性肿块，站立行走或咳嗽时突出，肿块突出时伴局部酸胀及腹部胀痛，肿块可下降至阴囊，肿块不突出时无特殊不适。起病后患者未做特殊处理，4小时前患者因干重体力活，肿块再次突出，并不能回纳至腹腔，同时伴腹痛及局部酸胀，腹痛呈阵发性绞痛，还伴肛门排气减少。

入院查体：一般情况可，心肺正常，腹平坦，右下腹明显压痛，无反跳痛与肌紧张，肝脾不大，腹部叩诊无移浊，双肾区无叩痛，听诊肠鸣音活跃，右腹股沟区可见12cm×8cm×8cm大小肿块，直达阴囊，局部压痛明显，肿块质软，不能回纳至腹腔，肿块透光试验阴性。

【分析讨论】

1. 该病人的评估　腹外疝的发病与腹内压力增高密切相关，询问病人有无慢性咳嗽、长期便秘、排尿困难、腹水等；有无腹壁薄弱或先天的缺损，腹部有无接受过手术、切口感染等病史；评估病人对腹外疝的了解程度，以及对病人心理和生活方式的影响。

2. 护理诊断/护理问题

（1）疼痛　与腹外疝肿块突出、嵌顿或绞窄有关。

（2）体液不足　与腹外疝发生嵌顿或绞窄引起机械性肠梗阻有关。

（3）知识缺乏　缺乏预防腹内压升高的有关知识。

（4）潜在并发症　术后阴囊水肿、切口感染等。

3. 护理措施

（1）手术前护理要点：包括①术前教育：告知病人戒烟，防止受凉，多饮水，多吃蔬菜等粗纤维食物。巨大疝者，应劝其卧床休息，离床活动时，用手压住内环；②消除腹内压增高因素：如慢性咳嗽、便秘、排尿困难等；③术前检查：老年病人应了解心、肺、肝、肾功能以及有无糖尿病等；④皮肤准备：阴囊及会阴部皮肤应仔细准备，不可损伤，以防感染；⑤灌肠和排空膀胱：术前晚肥皂水灌肠，清除肠内积粪，防止术后腹胀及便秘；进入手术室前排空膀胱，以防术中误伤；⑥嵌顿疝及绞窄疝：密切观察生命体征和腹部情况，做好紧急手术准备，如禁饮食、胃肠减压、补液、给予抗生素、备血等。

（2）手术后护理要点：主要有①体位：术后当日取平卧位，膝下垫一软枕，使髋关节屈曲，以减轻腹壁张力和切口疼痛，第2日可改为半卧位，3～6日可离床活动。但年老体弱、复发疝、绞窄疝、巨大疝者，卧床时间可延长至术后10日；②饮食：疝修补手术，一般术后6～12小时可进流质，第2日进软食或普食。肠切除手术，一般需禁饮食2～3日，待肠蠕动恢复后，开始进流质饮食；③切口护理：注意切口有无渗血，敷料有无污染，必要时给予更换。使用"丁"字带托起或用小枕垫起阴囊，可避免阴囊内积血，减轻阴囊肿胀。指导病人咳嗽时用手按压切口，以减轻切口疼痛；④预防复发：预防和处理引起腹内压增高的因素，如注意保暖，防止受凉和咳嗽；及时处理术后尿潴留、排尿困难或便秘；告知病人进食有营养、富含纤维素的食物，术后3个月内避免重体力劳动；⑤观察并发症：切口感染、膀胱损伤等。

【讨论报告】

1. 诊断　腹股沟斜疝。

2. 该病人的医疗处理原则

（1）一岁以内或老年不能耐受手术的患者可以非手术治疗。

（2）手术可做疝修补术，疝囊高位结扎术等。

3. 主要护理诊断　见分析讨论。
4. 护理措施　见分析讨论。
5. 预期目标
（1）病人疼痛减轻或消失。
（2）病人能够说出预防腹内压增高的目的及措施。
（3）病人未发生并发症或并发症得以及时发现和处理。
6. 教师对讨论结果进行评价。

【思考题】

1. 简答题
（1）腹股沟手术后，应如何预防阴囊血肿？
（2）腹外疝病人不论是否手术，为什么都要预防或控制腹内压增高？
2. 选择题
（1）患者，男性，10小时前突发右下腹痛，体温：38.5℃，心率：100次/分，有腹股沟可见约 4cm×3cm 肿块，触痛明显，右下腹压痛，反跳痛及肌紧张，正确的处理方法是（　　）

A. 保守治疗，密切观察　　　　B. 疝高位结扎，疝修补术
C. 手法复位　　　　　　　　　D. 疝囊高位结扎，坏死肠管切除
E. 坏死肠管切除，疝修补术

（2）患者，男性，右侧腹股沟斜疝较左侧多见的主要原因是（　　）

A. 右侧肠腔压力高　　　　　　B. 阑尾炎症反复刺激
C. 左侧精索静脉曲张发生率较高　D. 右侧鞘状突闭锁较迟
E. 以上都不是

（3）患者，男性，65岁。右腹股沟内侧肿物 2 年余。查体：右腹股沟区可见一球形肿块，未进入阴囊，回纳肿物后压住内环口并增加腹压肿物复出，最可能的诊断是（　　）

A. 右腹股沟　　　B. 右腹股沟直疝　　　C. 右股疝
D. 右精索鞘膜积液　E. 交通性鞘膜积液

（4）临床上最容易引起嵌顿的疝为（　　）

A. 切口疝　　　　　　　　　　B. 股疝
C. 腹股沟斜疝　　　　　　　　D. 腹股沟直疝
E. 滑动性疝

附参考答案：1. E　2. D　3. B　4. B

第三十四章

急性阑尾炎病人的护理

【讨论目的】

1. 掌握急性阑尾炎病人的护理评估、护理诊断及护理措施。
2. 掌握急性阑尾炎的临床特点。
3. 学会对急性阑尾炎病人健康指导。

【典型病例】

患者，男，25岁。2天前脐周持续性胀痛，伴恶心、呕吐，呕吐为胃内容物。12小时后腹痛转移到右下腹，伴发热。PE：T38.8℃，P 120次/分，Bp 150/80mmHg。腹稍胀，未见肠型及胃肠蠕动波，腹肌紧张，满腹压痛及反跳痛，以右下腹更明显，肾区无叩击痛，肝浊音界存在，肠鸣音1~2次/分。辅助检查：WBC15×10^9/L，N0.82。右下腹穿刺抽出黄色稀脓液3ml，略带臭气。腹部透视未见膈下游离气体影。

【分析讨论】

1. 临床表现及诊断要点

（1）症状

1）腹痛：是主要症状，大多数为转移性右下腹痛。

2）胃肠道症状：恶心、呕吐；盆位阑尾炎时排便次数增多；并发腹膜炎，肠麻痹则出现腹胀和持续性呕吐。

3) 全身症状：体温在38℃左右；若阑尾穿孔，体温可明显升高；若并发门静脉炎，可有寒战、高热和黄疸。

（2）体征：右下腹压痛是主要体征，通常在麦氏点；右下腹有固定压疼是早期阑尾炎的重要依据。腹肌紧张见于化脓性阑尾炎，当阑尾坏疽穿孔并发腹膜炎时腹肌紧张明显；但小儿、老人、孕妇、肥胖、虚弱病人或盲肠后位阑尾炎时可有例外。

（3）辅助检查：①腰大肌试验阳性，提示盲肠后位阑尾炎。②结肠充气试验阳性，表示阑尾已经有炎症。③闭孔内肌试验阳性，提示盆腔阑尾炎的可能。④直肠指检：直肠右前方触痛，提示阑尾位于盆腔或炎症已波及盆腔；如触及痛性肿块，提示盆腔脓肿。

2. 护理要点　化脓性、坏疽性阑尾炎必须手术治疗，与急性腹膜炎病人的护理相同；对非手术治疗的病人，则应告知阑尾炎有可能复发，若再出现类似情况，及时就诊。

【讨论报告】

1. 初步诊断　急性阑尾炎。其依据是：转移性右下腹痛；满腹压痛及反跳痛，以右下腹更明显；T38.8℃；WBC15×10^9/L，N0.82。右下腹穿刺抽出黄色稀脓液3ml，略带臭气，故可诊断为急性阑尾炎。

2. 该病人的处理原则

（1）减轻或控制疼痛：根据疼痛的程度，采取非药物或药物方法止痛。①采取半卧位，以减轻腹壁张力。②指导病人有节律地呼吸，达到放松和减轻疼痛。③遵医嘱给予禁食、胃肠减压，防止腹胀引起的疼痛。④遵医嘱应用抗菌药、解痉或止痛药。

（2）尽早行阑尾炎切除术。

3. 当前主要护理诊断及合作性问题

（1）疼痛　与阑尾炎症刺激或手术创伤有关。

（2）体温过高　与阑尾炎症、毒素吸收有关。

（3）体液不足　与患者呕吐、术后禁食及补液不足有关。

（4）潜在并发症　急性腹膜炎、腹腔脓肿、切口感染、粘连性肠梗阻等。

4. 针对性护理措施

（1）腹腔脓肿的预防和护理：包括①术后血压平稳后给予病人半坐卧位，以利于腹腔内渗液积聚于盆腔或引流；②保持引流管通畅，防止腹腔积液或脓肿形成；③遵医嘱应用足量、敏感的抗菌药；④密切观察病人腹部体征及体温变化，早期发现和处理腹腔感染或脓肿。

（2）切口感染的预防和护理：包括①保持切口敷料清洁和干燥，定时更换被渗液污染的敷料；②密切观察手术切口愈合情况及体温变化，及时发现和处理切口感染。

5. 预期目标

（1）病人腹痛消失。

（2）体温恢复正常。

（3）维持水、电解质和酸碱平衡。

（4）病人未发生并发症或并发症得以及时发现和处理。

6. 教师对讨论结果进行评价。

【思考题】

患者，女性，26岁，已婚。腹痛、腹泻、发热、呕吐20小时入院。

入院前24小时，在路边餐馆吃饭，半天后，出现腹部不适，呈阵发性并伴有恶心，出现呕吐胃内容物，发热及腹泻数次，为稀便，无脓血，体温37～38.5℃，来我院急诊，查便常规阴性，按"急性胃肠炎"予以治疗，晚间，腹痛加重，伴发热38.6℃，腹痛由胃部移至右下腹部，仍有腹泻，夜里再来就诊，查血常规 WBC21×10^9/L，N0.82。急收入院。

查体：T38.7℃，P120次/分，BP 100/70mmHg，全身皮肤无黄染，无出血点及皮疹，腹平，肝脾未及，无包块，全腹压痛以右下腹麦氏点四周为著，有反跳痛，闭孔内肌试验阳性，肠鸣音10~15次/分。

行急诊手术治疗，术后第3天病人T38.2℃，切口红肿、有压痛。

1. 入院时应考虑（　　）

A. 急性单纯性阑尾炎　　　　B. 急性化脓性阑尾炎

C. 坏疽性阑尾炎　　　　　　D. 急性穿孔性阑尾炎

E. 急性胰腺炎

2. 该病人阑尾位置最可能为（　　）
A. 靠近盲肠后方　　　　　　B. 靠近盲肠前方
C. 靠近腰大肌前方　　　　　D. 靠近腰大肌后方
E. 靠近闭孔内肌
3. 该病人术后发生（　　）
A. 腹腔内出血　　　　　　　B. 切口感染
C. 腹腔感染　　　　　　　　D. 盆腔感染
E. 腹腔脓肿
4. 手术第3天，下列哪项护理措施最关键（　　）
A. 继续静脉补液　　　　　　B. 做好引流护理
C. 及时更换被污染的敷料　　D. 做好生活护理
E. 康复知识教育

附参考答案：1. B　2. E　3. B　4. C

第三十五章

外科急腹症病人的护理

【讨论目的】

1. 掌握外科急腹症病人的健康史、身体状况及护理措施。
2. 熟悉内、外、妇科急腹症的鉴别。
3. 了解外科急腹症病人的辅助检查。

【典型病案】

患者，男，43岁，有"胃病史"2年。近来"胃痛"症状明显，午饭后突然出现上腹部剧烈疼痛，如刀割样，疼痛渐扩展至全腹，急诊入院。

护理体检：T 39℃，P 110次/分，R 24次/分，BP 100/60mmHg，脸色苍白，精神差，全腹压痛反跳痛、腹肌紧张，肠鸣音消失，肝浊音界消失，移动性浊音（+）。

【分析讨论】

1. **健康史** 患者，男，43岁，"胃病史"2年，午饭后出现上腹部剧痛。
2. **身体情况**
 (1) 症状：上腹部、刀割样、剧烈疼痛，逐渐扩散至全腹。
 (2) 体征：体温39℃（升高），脉搏110次/分（加快），呼吸24次/分（加快）；全腹压痛反跳痛，腹肌紧张；肠鸣音消失，肝浊音界消失，移动性浊音（+）。
3. **护理诊断**
 (1) 疼痛 与病人本身胃病及并发症有关。

(2)体温过高　与胃溃疡穿孔引起的急性腹膜炎有关。

(3)体液不足　与腹腔内广泛渗出、发热等有关。

(4)焦虑、恐惧　与病情严重、担心预后、身体不适有关。

4.护理措施

(1)严密观察病情：定时观察生命体征、腹部症状和体征、有无伴随症状、动态观察实验室检查结果。详细记录液体出入量、注意有无脱水等体液紊乱或休克表现。

(2)体位：一般采用半卧位。

(3)饮食：根据病情及医嘱，做好相应的饮食护理。胃肠道穿孔的病情必须严格禁食。

(4)胃肠减压：根据病情或医嘱决定是否施行胃肠减压。

(5)四禁：外科急腹症病人在没有明确诊断前，应严格执行四禁，即：禁用吗啡类止痛剂、禁饮食、禁服泻药或禁止灌肠、禁止活动。

(6)输液或输血：立即建立静脉输液通道，必要时输血或血浆等。

(7)抗感染：遵医嘱给予相应的抗生素。

(8)疼痛护理：一般可给予针刺止痛。但在病情观察期间应慎用止痛剂；对诊断明确的单纯性胆绞痛、肾绞痛等可给予解痉剂和镇痛剂；凡诊断不明或治疗方案未确定的急腹症病人应禁用吗啡、哌替啶类麻醉性镇痛药，以免掩盖病情；对已决定手术的病人，可以适当使用镇痛药，以减轻其痛苦。

(9)必要的术前准备：及时做好药物过敏试验、配血、备皮、有关常规实验室检查或器官功能检查等，以备应急手术。

【讨论报告】

1.临床诊断　胃溃疡并发急性胃肠道穿孔。

2.治疗原则

(1)非手术治疗：适用于一般情况好的空腹穿孔，腹膜炎局限，无出血、幽门梗阻及恶变等并发症的患者。

(2)手术治疗：适用于经过非手术治疗6~8小时后病情无好转或反复加重的患者。穿孔时间在12小时以内、腹腔污染轻、全身情况较好者可施行胃大部分切除术；对于不能耐受大手术或穿孔时间超过12小时、腹腔污染严重者可行单纯穿孔修补术。

3. 主要护理诊断及医护合作性问题　见分析讨论。

4. 护理措施　见分析讨论。

5. 预期目标

(1) 病因诊断明确，及早解除病因。

(2) 水、电解质和酸碱平衡失调纠正。

(3) 病人未发生并发症或并发症得以及时发现和处理。

6. 教师对讨论结果进行评价。

【思考题】

1. 空腔脏器破裂与实质性脏器破裂的鉴别要点是什么？

2. 内、外科的急腹症有什么不同之处？

3. 请分析以下病案的诊断及护理要点？需完善哪些辅助检查？

患者，男性，30岁，司机。不慎发生交通事故，伤后有一过性神志不清，受伤经过不详，清醒后感右上腹部剧烈疼痛，呈持续性、刀割样，短时间内腹痛逐渐扩到全腹，并出现头晕、心悸、面色苍白、肢端发凉；恶心、呕吐2次，呕吐物为咖啡样液体，量不多，被急送到医院。体检：体温37.5℃，脉搏120次/分钟，血压85/55mmHg，呼吸22次/分钟。腹略胀，腹式呼吸弱；全腹压痛反跳痛，肌紧张；肝区叩痛阳性，移动性浊音阳性，肠鸣音消失。

第三十六章

周围血管疾病病人的护理

【讨论目的】

1. 熟悉常见周围血管疾病病人的辅助检查。
2. 掌握常见周围血管疾病病人的身体状况、护理措施。

【典型病案】

患者,女,42岁,理发师。双小腿浅静脉呈蚯蚓状隆起伴酸胀不适3年。3年来姚女士常感下肢沉重、酸胀,时常出现足部浮肿,长时间站立后更加明显。并渐渐出现小腿浅静脉扩张、隆起,局部蜿蜒迂曲成团。近来踝部皮肤出现褐色色素沉着,呈湿疹样改变。

【分析讨论】

1. 护理评估

(1) 健康史:理发师,久站下肢浅静脉内压上升。

(2) 身体状况:小腿浅静脉扩张、隆起,局部蜿蜒迂曲成团。近来踝部皮肤出现褐色色素沉着,呈湿疹样改变。

2. 主要护理诊断及医护合作性问题

(1) 活动无耐力　与下肢静脉曲张、静脉回流不畅有关。

(2) 皮肤完整性受损　与静脉回流障碍、皮肤营养不良、并发症感染有关。

（3）潜在并发症　曲张静脉破裂出血、湿疹、慢性溃疡、血栓性浅静脉炎。

3. 护理措施：

（1）手术前护理：术前1天认真仔细地做好整个下肢手术区及腹股沟、会阴部的皮肤准备并注意彻底清洁局部皮肤。手术前1日用甲紫或记号笔画出曲张静脉的行径。

（2）术后护理

1）一般护理：①患肢抬高20~30°；②做足背伸展活动，以促进静脉血回流，减轻肢体肿胀；③注意观察末梢血液循环和弹性绷带的松紧度（一般弹性绷带需要维持2周左右）；④如无异常不适，术后1~2天，鼓励患者下床行走活动，但要避免过久站立、静坐或静立不动。

2）观察并发症：大隐静脉手术后并发症有继发深静脉血栓形成，引起下肢高度肿胀；局部切口感染或静脉炎，引起发热；结扎线脱落，引起伤口出血等。如发现上述并发症应及时报告医生处理。

（3）健康教育：包括①指导患者穿弹力袜或用弹力绷带；②避免久站、久坐或负重劳动，休息时适当抬高患肢；③进行适当的肢体活动，预防外伤；④注意坐卧姿势，避免静脉淤血。

【讨论报告】

1. 诊断　下肢静脉曲张。
2. 该病人的医疗处理原则

（1）早期主要以弹性绷带、弹力袜来预防病情进一步加重。

（2）症状明显后主要采用浅静脉高位结扎加曲张静脉切除或剥脱术。

3. 主要护理诊断及医护合作性问题　见分析讨论。
4. 护理措施　见分析讨论。
5. 预期目标

（1）病人患肢胀痛、沉重感减轻。

（2）皮肤溃疡愈合。

（3）病人未发生并发症或并发症得以及时发现和处理。

6. 教师对讨论结果进行评价。

【思考题】

1. Perthes 试验、肢体抬高试验、间歇性跛行。

2. 说出血栓闭塞性脉管炎的护理要点。

3. 患者，男，43 岁，近日久站或行走时出现左侧小腿沉重，酸痛，麻木，甚至因疼痛被迫停下休息。查体：患侧足发凉，足背动脉搏动较健侧弱。该病人需做何检查？请列举护理诊断并制定护理措施。

第三十七章

性传播疾病病人的护理

【讨论目的】

1. 掌握性传播疾病病人的护理措施。
2. 熟悉性传播疾病病人的诊断要点。

【典型病案】

患者，女，20岁，因双股及外阴部皮肤见不痛、不痒皮疹而就诊。数周前有下疳史，既往有不洁性行为，无药物过敏史。查体：双股、外阴部见多量与皮肤颜色相同的约黄豆粒大小的扁平丘疹，散在分布。

【分析讨论】

1. 护理评估

（1）健康史：多有性接触感染。

（2）身体状况：双股、外阴部见多量与皮肤颜色相同的约黄豆粒大小的扁平丘疹，散在分布。

2. 主要护理诊断及医护合作性问题

（1）焦虑　与疾病病程长及社会舆论导致心理负担或担心传染给他人有关。

（2）组织完整性受损　与梅毒螺旋体病毒引起皮肤、黏膜破损及组织器官衰竭有关。

（3）知识缺乏　缺乏梅毒相关知识。

3. 护理措施

（1）一般护理：早期传染性强，注意隔离治疗。晚期予保护性隔离治疗，加强肠外营养以增加抵抗力。坚持规律治疗，按时随访。性伴侣同时接受治疗，治疗期间禁止性生活。加强心理沟通，减轻焦虑与自卑。

（2）用药护理：首次应用青霉素注意过敏反应。为预防或减轻吉海反应，在治疗前服用小量泼尼松，备好抗过敏药物，如发生过敏性休克症状，就地抢救。

（3）健康教育：及早、足量、规则治疗。定期随访检查以判断疗效坚持规律治疗，按时随访。妊娠妇女严格产前检查。加强宣教，避免婚外不洁性行为。严禁使用不洁的血液制品、生物制品及重复使用一次性无菌用品和器械。加强法制教育，严禁吸毒，避免共用注射器和针头。

【讨论报告】

1. 诊断　二期梅毒。
2. 该病人的医疗处理原则　常用的驱梅药物，青霉素类为首选药物。

（1）早期梅毒：苄星青霉素G240万U，1次/周，连续2~3次。过敏者可选用头孢曲松钠；美满霉素200mg/d，15天；或口服红霉素类药物15天。

（2）晚期梅毒：苄星青霉素G240万U，分两侧臀部肌内注射，1次/周，连续3~4次。过敏者可用四环素类或红霉素类药物。

3. 主要护理诊断及医护合作性问题　见分析讨论。
4. 护理措施　见分析讨论。
5. 预期目标

（1）病人减轻焦虑，情绪稳定。

（2）皮肤溃疡愈合。

（3）病人了解梅毒的相关知识和防治手段。

6. 教师对讨论结果进行评价。

【思考题】

1. 如何预防梅毒的传播及流行？
2. 患者，男性，28岁，因2周前阴茎出现数个小红斑而就诊。既往有不洁性行为，并有稀薄龟头包皮处有多个椭圆形边缘清楚的隆起，触之有软骨样感觉，表面有少量浆液性分泌物，腹股沟淋巴结肿大，无压痛，无全身症状。该病人需做何检查？请列举护理诊断并制定护理措施。